· MA PETITE ·

routine fitness

Pour Maya, Thaïs et Arnaud,
sans qui tout cela n'aurait pas été possible.

LUDIVINE LACOURT
Créatrice du compte Instagram @ludy_gogirlzz

MA PETITE routine fitness

AVANT ET APRÈS BÉBÉ

DES PROGRAMMES SPORTIFS EN MOINS DE 30 MINUTES !

LAROUSSE

SOMMAIRE

Le sport après la grossesse

AVANT-PROPOS

Quand je suis tombée enceinte de ma première fille, en 2017, ma vie a profondément changé. J'étais déjà coach sportive, spécialisée dans l'accompagnement des femmes, mais tout a basculé lorsque j'ai moi-même commencé à vivre cette aventure de la grossesse, avec toutes ses joies, ses incertitudes et son lot de questions. Comment rester active sans risquer de compromettre la santé de mon bébé ? Quelles étaient les limites de ce que je pouvais faire ? Et, au-delà de l'aspect physique, comment gérer les montagnes russes émotionnelles qui accompagnent ces mois de transformation ? À cette époque, les ressources disponibles étaient limitées, et j'ai vite compris qu'il n'existait pas de guide clair pour aider les femmes à vivre une grossesse active et sereine.

Pour combler ce vide, j'ai décidé d'approfondir mes connaissances. Je me suis formée aux quatre coins du monde, de Hong Kong aux États-Unis en passant par l'Angleterre, afin de maîtriser l'accompagnement sportif pour les femmes enceintes et en post-partum. J'ai étudié la physiologie féminine, la biomécanique de la grossesse et les méthodes de rééducation adaptées au post-partum. J'ai mis en pratique ces apprentissages sur moi-même, découvrant à quel point une activité physique bien adaptée pouvait transformer l'expérience de la grossesse. Grâce aux exercices que je pratiquais, je me suis sentie plus forte, plus sereine, et mieux préparée à l'accouchement. Mais j'ai aussi découvert combien cette période pouvait être remplie de hauts et de bas. Il y a des jours où l'on se sent invincible, et d'autres où le corps semble peser une tonne. La fatigue, les doutes, et parfois les douleurs, font partie de cette aventure, et il est crucial d'apprendre à s'écouter et à adapter son rythme.

Le post-partum est un autre voyage en soi, un défi tout aussi intense, mais d'une manière différente. Après l'accouchement, j'ai saisi combien mon corps avait changé, et combien il était important de respecter ce rythme de récupération. La fatigue des premières semaines, les nuits très courtes, les douleurs et les changements physiques peuvent être durs à vivre. Reprendre une activité physique ne signifie pas simplement

« retrouver son corps d'avant », mais réapprendre à se connecter à soi, à sa force intérieure, et se découvrir dans ce rôle de mère. La patience, la douceur et l'écoute de soi sont essentielles durant la période post-partum. J'ai moi-même expérimenté les difficultés de cette période, mais aussi les moments de grâce, où l'on retrouve, petit à petit, sa vitalité, son énergie et l'impression (souvent très furtive) de « sortir la tête de l'eau ». En 2019, j'ai eu la chance de revivre ce parcours lors de ma deuxième grossesse. Forte de cette nouvelle expérience personnelle et après le constat que des centaines de jeunes femmes de ma communauté étaient dans le flou lors de ces périodes de vie, j'ai imaginé, quelques semaines après mon accouchement, ce projet fou de développer un studio de fitness & bien-être en ligne. Une plateforme digitale réservée aux femmes afin de les accompagner au mieux dans leur pratique sportive à toutes les étapes de leur vie, afin qu'elles se sentent soutenues durant ces périodes si importantes. C'est ainsi qu'est né « Studio Témé » en avril 2020.

Avec ce livre, qui représente pour moi la consécration de ces dix dernières années, je souhaite vous transmettre toutes les connaissances que j'ai accumulées au fil des ans. Vous y trouverez des explications sur les changements physiologiques du corps durant la grossesse et le post-partum, mais aussi des conseils pratiques et des exercices adaptés. Mon objectif est de vous offrir un guide complet pour que vous puissiez vivre ces moments en vous sentant informée, confiante et préparée. Que vous soyez en début de grossesse, sur le point d'accoucher, ou dans les premières semaines de votre nouvelle vie de maman, ce livre est là pour vous épauler, à chaque étape de ce voyage.

C'est avec une immense fierté et une profonde gratitude que je vous présente cet ouvrage aujourd'hui. Écrire ces pages a été un travail de cœur, car je sais combien il est important d'avoir des repères, des conseils et du soutien pendant ces périodes. J'espère qu'à travers elles, vous trouverez les clés pour naviguer sereinement dans cette belle aventure, et que vous y puiserez l'inspiration pour vous sentir forte et bien dans votre corps.

Bonne lecture !

Le sport pendant la grossesse

ET SI VOUS FAISIEZ un peu de sport ?

Vous êtes enceinte, c'est le début d'une merveilleuse aventure, mais également le début des interrogations et des doutes. Vous souhaitez faire au mieux pour votre santé et celle de votre bébé. Une question vous taraude : le sport a-t-il sa place dans cette grossesse ?

➡ **Si vous êtes sportive**, vous vous demandez probablement si vous pouvez continuer à pratiquer votre activité sportive habituelle. Quels mouvements, quel format d'entraînement et quelle intensité devez-vous privilégier ? Est-ce que vous devez vous limiter au yoga et à la natation, comme cela est souvent recommandé ?

➡ **Si vous n'avez jamais vraiment fait de sport** et que votre gynécologue ou votre sage-femme vous conseille d'en pratiquer, vous vous demandez si vous pouvez commencer pendant votre grossesse, quelle pratique choisir et à quelle fréquence ?

Mais avant toute chose, en quoi le sport est-il bon pour les femmes enceintes et pourquoi est-il recommandé ?

Les bienfaits de la pratique sportive durant la grossesse

➡ **Le sport améliore votre énergie, réduit votre stress et renforce votre moral :** la grossesse est une période durant laquelle vous allez connaître des phases de fatigue intense (surtout au 1er trimestre et à la fin du 3e trimestre), mais également (et heureusement !) des phases plus dynamiques. Grâce à la pratique sportive et à la production de trois hormones « magiques » qu'elle déclenche (voir le focus ci-contre), vous allez vous sentir plus en forme et vivre au mieux ces neuf mois. Cela va également vous aider à booster votre estime de vous et votre confiance.

FOCUS
DU SPORT ET DES HORMONES

➡ La pratique régulière sportive entraîne la sécrétion de trois hormones principales :
➡ **Les endorphines**, appelées également « hormones du bonheur », procurent un sentiment de bien-être et de détente. Le sport est d'ailleurs l'activité qui nous fait libérer le plus d'endorphines !
➡ **La dopamine** joue un rôle important dans la régulation de l'humeur, de la motivation et du plaisir.
➡ **L'adrénaline** est produite par notre corps pour répondre au stress ou aux situations d'urgence et peut augmenter le rythme cardiaque, la circulation sanguine et le flux d'énergie.

➡ **Le sport aide à contrôler votre prise de poids :** la prise de poids pendant la grossesse est normale et nécessaire. Elle doit cependant rester dans une échelle « saine », comprise entre 7 et 12 à 13 kg, afin d'éviter des complications pour la maman et le bébé (diabète gestationnel, bébé trop gros à la naissance donc risque plus élevé de césarienne, hypertension, difficulté à perdre ses kilos après l'accouchement...).

La prise de poids varie d'une femme à l'autre, mais également d'une grossesse à l'autre. **Donc, il ne faut pas se comparer**. Néanmoins, afin de maîtriser au mieux cette prise de poids, la pratique sportive est une solution, en parallèle d'une alimentation équilibrée et riche en nutriments. Elle permet de limiter le déconditionnement musculaire et la prise de masse graisseuse.

➡ **Le sport facilite les mouvements du quotidien :** avec des articulations et des muscles forts, vous pourrez bouger avec plus de facilité dans votre vie de tous les jours. En effet, des actions quotidiennes qui semblent simples, en temps normal, peuvent devenir compliquées au fur et à mesure que votre ventre grossit et que votre centre de gravité se modifie : par exemple, ramasser un objet au sol, attraper une boîte en haut d'un placard, rentrer et sortir de sa voiture, se lever de son lit ou du canapé, se relever des toilettes... Le sport vous permettra aussi de lutter contre le déconditionnement musculaire[1] et vous limiterez les risques de blessures dues au relâchement de vos tissus et ligaments et à la fragilisation de vos articulations.

➡ **Le sport réduit les désagréments de la grossesse :** si le renforcement musculaire permet de se sentir plus à l'aise dans ses mouvements, il permet aussi de garder un corps fonctionnel. Vous pourrez alors atténuer diverses douleurs potentielles et autres inconforts courants de la grossesse (voir encadré ci-dessous).

FOCUS
SE RENFORCER POUR COMBATTRE LES MAUX DE LA GROSSESSE

➡ **Les maux de dos**. En tonifiant tout votre corps et en réalisant des exercices spécifiques de renforcement du dos, vous aidez votre corps à s'ajuster au changement de gravité qui s'opère au fur et à mesure que votre ventre grossit.

➡ **Les jambes lourdes**. En bougeant au quotidien, vous stimulez la circulation sanguine, ce qui peut aider à prévenir la sensation de jambes lourdes et à améliorer le retour veineux.

➡ **La constipation**. La pratique sportive stimule les muscles abdominaux et le système digestif, ce qui contribue à améliorer la digestion et à prévenir la constipation, courante durant la grossesse. En effet, l'hormone progestérone ralentit le déplacement des aliments dans l'intestin et l'utérus qui grossit peut appuyer sur le gros intestin.

➡ **Les nausées et la fatigue**. Elles sont très fréquentes au premier trimestre. L'activation du système respiratoire permet une meilleure oxygénation des organes, des muscles et des tissus, ce qui peut aider à vous sentir un peu mieux.

1. Il s'agit d'une perte de masse et de force musculaires en général liée à des pathologies chroniques.

➡ **Le sport limite les risques d'incontinence :** le plancher pelvien joue un rôle important dans la stabilité de votre bassin, et dans le soutien de votre bébé et de vos organes durant la grossesse (lire p. 54). La pratique régulière d'exercices de renforcement du plancher pelvien peut aider à améliorer la force et la flexibilité de ces muscles, et ainsi prévenir les problèmes d'incontinence, mais aussi faciliter l'accouchement.

➡ **Le sport favorise un accouchement plus facile :** la pratique sportive pendant la grossesse vous aide à améliorer votre endurance, ce qui vous sera très utile si l'accouchement s'éternise. Cela vous permet de garder un corps ferme et une sangle abdominale fonctionnelle ; vous vous sentirez alors plus forte le jour de l'accouchement et vous pousserez de façon plus efficace.

➡ **Le sport accélère la remise en forme après l'accouchement :** garder un mode de vie actif durant la grossesse vous aidera à retrouver la forme plus facilement et plus rapidement après votre accouchement. Cela vous encouragera à vous reconnecter à votre corps et à vous réconcilier avec lui. Les jeunes mamans rencontrent souvent des difficultés à accepter leur image en période postnatale, en raison des changements physiques importants de leur corps.

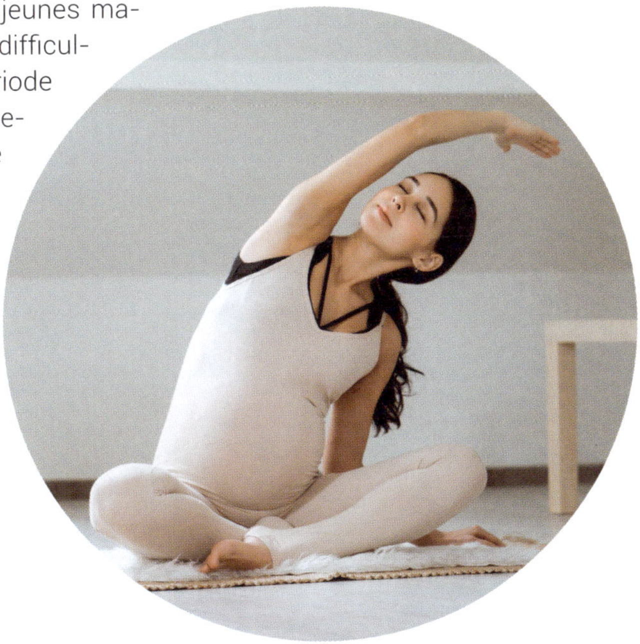

Les recommandations sportives générales[2]

Pratiquer une activité physique complète entre 150 à 180 minutes par semaine

Les séances doivent être réparties sur un minimum de trois jours par semaine et adaptées à l'état de santé, à la condition physique et à l'évolution de la grossesse. Il est recommandé d'associer des pratiques sportives qui travaillent l'endurance et le renforcement musculaire du corps complet tout en se concentrant un peu plus sur le plancher pelvien, la sangle abdominale et la mobilité.

Avoir l'autorisation de votre gynécologue ou sage-femme

Consulter le professionnel de santé qui suit votre grossesse est indispensable pour commencer ou reprendre l'activité physique. Certaines conditions comme l'hypertension, les problèmes cardiaques, le diabète, les problèmes de thyroïde, le risque d'accouchement prématuré ou de fausses couches à répétition, peuvent être des freins à l'activité physique.

Puis, au cours de la grossesse, aux deuxième et troisième trimestres, divers soucis peuvent survenir comme le placenta prævia, les saignements vaginaux, la rupture des membranes, la dilatation du col. Ces éléments sont à surveiller et à suivre avec votre médecin.

Bien s'hydrater

L'hydratation joue un rôle majeur dans la pratique d'une activité physique. En effet, l'eau aide à réguler la température corporelle et à prévenir la surchauffe. Par ailleurs, une bonne hydratation favorise l'élasticité des tissus et peut aider à prévenir les crampes et les contractions utérines prématurées durant l'entraînement.

---

2 Ces recommandations sont basées sur les données de la Haute autorité de santé : https://www.has-sante.fr/upload/docs/application/pdf/2019-07/app_329_ref_aps_grossesse_vf.pdf

FOCUS

DES BESOINS ACCRUS EN EAU PENDANT LA GROSSESSE

L'hydratation est essentielle si vous êtes enceinte, car elle contribue au bon développement de votre bébé et au bon fonctionnement de votre corps. L'eau est le principal composant du liquide amniotique, qui constitue le milieu de vie du fœtus. Via le placenta, qui le nourrit tout au long de la grossesse, votre petit puise l'eau qui lui est nécessaire. En outre, votre volume sanguin augmente considérablement durant la grossesse pour répondre aux besoins de votre bébé. Une hydratation suffisante favorise ce changement physiologique et permet d'optimiser l'oxygénation et l'apport en nutriments à votre bébé. Enfin, une bonne hydratation contribue à éviter les désagréments tels que la constipation, courante durant la grossesse, et peut aider à prévenir les infections urinaires.

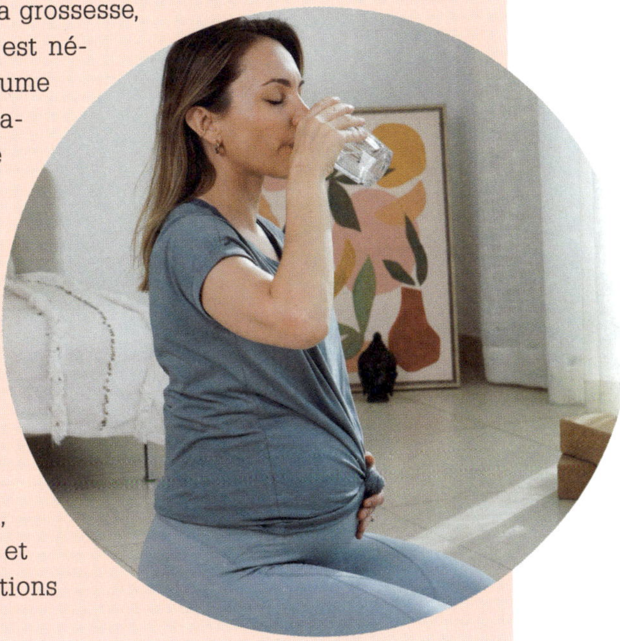

En somme, bien s'hydrater durant la grossesse et pendant l'entraînement est important pour votre bien-être et celui de votre bébé. Il est donc recommandé d'adopter une hydratation régulière tout au long de la journée et de toujours avoir une bouteille d'eau à portée de main lors de vos séances sportives, afin de boire par petites gorgées, toutes les 15 minutes.

FAQ

Si, au cours d'un entraînement, je vois des étoiles et je me sens faible, que dois-je faire ?

La chose la plus importante à retenir durant toute la grossesse, dans un contexte de pratique sportive mais aussi dans la vie quotidienne, est d'être à l'écoute de son corps et de ses sensations.

Pendant un exercice, si vous vous sentez trop essoufflée, avec la tête qui tourne, des vertiges, une douleur anormale au ventre, arrêtez-vous immédiatement et reposez-vous. Buvez un peu d'eau et respirez profondément.

Reprenez l'entraînement avec une intensité moindre si vous vous sentez mieux au bout de quelques minutes ou sinon reportez votre entraînement à un autre jour et restez tranquille. Il est alors important de comprendre les raisons de cet étourdissement. Si vous avez des doutes, parlez-en à votre gynécologue ou sage-femme.

Contrôler l'intensité de l'entraînement

Restez bienveillante et patiente dans votre pratique. La période de la grossesse n'est pas le moment pour battre des records ou réaliser des prouesses sportives. Le but est d'éviter le déconditionnement physique et de renforcer le corps en douceur pour vivre au mieux la période de la grossesse et du post-partum.

Il est important que vous appreniez à gérer l'intensité de vos entraînements pour votre sécurité et celle de votre bébé. Tout d'abord, vous pouvez évaluer votre effort avec une échelle de dix niveaux. Il s'agit de l'échelle de Borg[3] ou méthode RPE[4]. Cette échelle s'utilise aussi bien pendant les séances de cardio que lors des exercices de musculation.

3 Échelle développée par le psychophysiologiste suédois Gunnar Borg dans les années 1960.
4 Rate of Perceived Effort (niveau d'effort perçu).

On me demande souvent jusqu'à quel poids une femme enceinte peut soulever, ou jusqu'à quel point elle peut pousser ses séances de cardio. En réalité, le poids exact et la vitesse précise varieront d'une femme à l'autre, en fonction de sa condition physique avant la grossesse.

C'est pourquoi l'échelle d'effort perçu est un outil très efficace. Elle vous permet d'être le juge de votre propre corps pour déterminer votre niveau d'intensité. Celui-ci peut également varier tout au long de votre grossesse. Par exemple, une séance de marche en pente qui aurait pu vous sembler être un effort de 5 sur 10 lors du premier trimestre pourrait se transformer en effort de 7,5 sur 10 au cours du troisième trimestre.

FOCUS
L'ÉCHELLE D'EFFORT

➡ **1 : Activité minime ou nulle.** Toute autre chose que dormir, par exemple s'asseoir devant un ordinateur, faire un trajet en voiture ou lire.

➡ **2-3 : Activité légère.** Facile et peut être maintenue pendant des heures. Il est aisé de tenir une conversation, par exemple pendant les courses ou les tâches ménagères.

➡ **4-6 : Activité modérée.** Activité que l'on pourrait maintenir pendant plusieurs heures, bien que la respiration s'accélère et que la conversation devienne plus difficile. Par exemple, une promenade dynamique avec la poussette, marcher sur une légère inclinaison, etc.

➡ **7-8 : Activité vigoureuse.** À la limite de l'inconfort. On peut seulement prononcer une phrase ou quelques mots à la fois et on ne peut pas maintenir l'activité pendant de longues périodes, comme lors d'un cardio plus intense, d'un entraînement de musculation ou en courant.

➡ **9 : Activité très difficile.** Très difficile à maintenir. On a l'impression de ne presque plus pouvoir respirer, et on peut à peine prononcer un mot. Dans la plupart des cas, ce niveau n'est pas approprié pendant la majeure partie de la grossesse.

➡ **10 : Activité maximale.** Presque impossible de continuer. On peut à peine respirer et on ne peut pas du tout parler. Ce niveau est à proscrire absolument pendant la grossesse.

Vous pouvez également apprécier l'intensité de votre entraînement grâce à deux méthodes :

➡ **Faites le test de la conversation :** lorsque vous vous entraînez, essayez de parler à haute voix ou avec votre partenaire d'entraînement. Êtes-vous capable de discuter confortablement sans vous retrouver à bout de souffle et sans devoir interrompre votre discours pour reprendre votre respiration ? Si oui, cela signifie que votre rythme cardiaque et votre niveau d'effort sont adaptés et dans une zone d'intensité modérée, ce qui est recommandé pendant la grossesse. En revanche, si vous êtes trop essoufflée pour tenir une conversation, cela peut indiquer que vous êtes allée au-delà de votre intensité recommandée. Dans ce cas, réduisez votre intensité d'entraînement, prenez un temps de pause ou baissez vos charges par exemple.

➡ **Surveillez votre fréquence cardiaque :** vous calculez votre fréquence cardiaque maximale, puis vous trackez votre fréquence cardiaque au cours de votre entraînement grâce à une montre connectée ou à un cardio-fréquencemètre. La Haute autorité de santé recommande de maintenir une fréquence cardiaque à environ 60 à 70 % de la fréquence cardiaque maximale.

Pour calculer votre fréquence cardiaque maximale, vous pouvez soustraire votre âge de 220. Par exemple, si vous avez 30 ans, votre fréquence cardiaque maximale estimée serait d'environ 190 battements par minute (220 - 30). Ensuite, pour déterminer votre plage cible, multipliez cette valeur par 0,6 pour obtenir le pourcentage inférieur et par 0,7 pour obtenir le pourcentage supérieur. Dans cet exemple, votre plage cible serait d'environ 114 à 133 battements par minute (190 x 0,6 et 190 x 0,7).

Dans tous les cas, écoutez bien votre corps et n'hésitez pas à stopper vos entraînements si vous vous sentez trop essoufflée.

S'entraîner dans un environnement frais et aéré

Évitez de vous entraîner dans un environnement trop chaud, très humide ou en plein soleil. Les activités qui exposent le corps à une surchauffe excessive comme le sauna, le hammam, le hot yoga ou même les exercices par temps de canicule ou dans un studio non aéré sont à écarter. Préférez des endroits frais, à l'ombre ou climatisés.

Pendant la grossesse, la capacité du corps à réguler sa température est mise à l'épreuve.

Or une température corporelle élevée peut être nocive pour le fœtus. En effet, cela peut augmenter les risques de malformations congénitales, affecter son système nerveux central et augmenter vos risques de malaise.

Choisir une tenue confortable et adaptée

Les nombreux changements physiques qui surviennent au cours des neuf mois de grossesse nécessitent un confort accru, surtout lorsqu'il s'agit de faire de l'exercice. Il est donc important d'opter pour des vêtements amples et extensibles qui vous offrent une bonne liberté de mouvement, et pour des vêtements qui apportent du soutien à la poitrine et au ventre.

Le choix de tissus non seulement respirants et absorbants, mais aussi doux et légers, favorise la circulation de l'air et contribue à une meilleure régulation de la température corporelle, évitant ainsi la surchauffe pendant les entraînements.

Enfin, se sentir à l'aise dans sa tenue peut aussi jouer sur le plan psychologique, en renforçant la confiance en soi et le plaisir de faire du sport.

FAQ

Quelle est la tenue idéale pour faire du sport enceinte ?

Pour le bas, des leggings ou un short avec une taille élastique douce seront parfaits pour votre ventre qui grossit. Pour le haut, des tee-shirts ou débardeurs larges vous permettront de rester à l'aise. Pour les sous-vêtements, préférez des soutiens-gorge de sport spécialement conçus pour la grossesse, car ils offrent un soutien supplémentaire et sont fabriqués dans des matières confortables afin de prendre soin de vos seins plus sensibles. Pour les chaussures, vous pouvez vous entraîner avec des baskets à semelles relativement plates ou pieds nus si vous êtes chez vous, car cela favorise une meilleure stabilité et réduit les risques de déséquilibre et de blessures.

Quelques contre-indications médicales à l'activité physique[5]

Comme je l'ai évoqué plus haut (lire p. 14), la pratique de l'activité physique pendant la grossesse doit s'envisager en concertation avec le médecin gynécologue ou la sage-femme qui suit la grossesse, car il existe en effet quelques contre-indications médicales.

Les contre-indications absolues

Dans les cas suivants, le sport est à proscrire car il mettrait en danger votre santé et celle de votre bébé.

➡ **Rupture prématurée des membranes (RPM) :** c'est une situation où les membranes entourant le bébé dans l'utérus se rompent avant le début du travail. Cela peut entraîner une fuite de liquide amniotique, souvent décrite comme un écoulement d'eau claire. Il est essentiel de consulter un professionnel de santé dès que possible en cas de suspicion de RPM, car cela peut augmenter le risque d'infection pour la mère et le bébé.

➡ **Travail prématuré pendant la grossesse actuelle ou antécédents d'au moins deux naissances prématurées :** la pratique sportive peut engendrer une augmentation de la pression sur le col de l'utérus et ainsi stimuler des contractions. Les mouvements vigoureux et répétitifs du sport peuvent provoquer des modifications au niveau du col utérin et des membranes, contribuant ainsi à l'ouverture prématurée du col.

5. Ces contre-indications sont basées sur les données de la Haute autorité de santé : https://www.has-sante.fr/upload/docs/application/pdf/2019-07/app_329_ref_aps_grossesse_vf.pdf

➡ **Saignement vaginal persistant inexpliqué ou placenta prævia :** après 24 semaines de gestation, le placenta qui recouvre partiellement ou totalement l'orifice interne du col de l'utérus peut causer des saignements.

➡ **Prééclampsie :** il s'agit d'un trouble de la grossesse caractérisé par une hypertension artérielle et souvent par la présence de protéines dans les urines, généralement après la vingtième semaine de grossesse. Cette pathologie peut affecter de multiples systèmes dans le corps de la future maman, notamment les reins, le foie et le cerveau. Il faut surveiller attentivement ces symptômes car la prééclampsie peut évoluer rapidement.

➡ **Béance du col utérin et cerclage** : la béance du col utérin est une dilatation prématurée et anormale du col de l'utérus durant la grossesse, pouvant entraîner un risque d'accouchement prématuré. Le cerclage est une intervention chirurgicale qui permet de placer un fil autour du col de l'utérus afin de le maintenir fermé.

➡ **Indices de retard de croissance intra-utérine :** ce retard se réfère à un développement anormal du fœtus dans l'utérus, souvent détecté par une taille ou un poids inférieur au percentile attendu pour l'âge gestationnel. Il peut aussi se repérer par une diminution des mouvements fœtaux et par des anomalies dans le flux sanguin via le cordon ombilical et l'utérus.

➡ **Grossesse de rang élevé (triplés) :** la pratique sportive peut augmenter le risque de travail prématuré et de complications associées à la pression accrue sur l'utérus. Dans cette situation, un repos plus important et des activités moins stressantes sont généralement recommandés pour préserver la stabilité de la grossesse.

➡ **Épilepsie non contrôlée :** les crises épileptiques persistent malgré un traitement médical approprié, entraînant des perturbations potentiellement graves dans la vie quotidienne de la future maman.

➡ **Autres maladies cardiovasculaires ou pulmonaires aiguës ou chroniques graves, hémoglobinopathies, troubles systémiques…**

Les contre-indications à évaluer

Il existe aussi d'autres pathologies qui peuvent se révéler peu compatibles avec la pratique d'une activité physique pendant la grossesse, sans forcément que celle-ci soit strictement interdite. Dans ces cas, le médecin ou la sage-femme doit, en lien avec l'obstétricien, évaluer les bénéfices et les risques et en discuter avec la patiente.

Voici ces situations : antécédents de fausses couches à répétition, hypertension artérielle gestationnelle, grossesse gémellaire à partir de 28 semaines, hémoglobinémie < 9 g/L ou anémie symptomatique, diabète mal équilibré (HbA1c > 6,5 %), malnutrition, troubles de l'alimentation (anorexie, boulimie), obésité extrême (IMC > 40), limitations orthopédiques au niveau du dos, des genoux, des hanches (la natation reste possible), maladies cardiovasculaires ou pulmonaires légères à modérées, diabète de type 1 non contrôlé, hypertension artérielle non contrôlée, maladie thyroïdienne non contrôlée, haut niveau de tabagisme, autres troubles de santé importants...

Les signes d'alerte

Enfin, si vous pratiquez du sport pendant la grossesse, vous devez rester attentive à certains signes cliniques anormaux. Si vous les observez, vous devez interrompre votre séance et consulter un professionnel de santé. Voici ces signaux d'alerte :

➡ **Essoufflement à l'effort :** s'il est persistant, excessif et non soulagé par le repos.

➡ **Douleur ou sensation de pression dans la poitrine :** c'est une urgence médicale. Cela peut être le signe d'un problème cardiaque ou d'une autre complication grave comme la prééclampsie, nécessitant une évaluation et une prise en charge immédiate.

➡ **Contractions utérines :** si elles deviennent régulières, douloureuses et non soulagées par le repos.

➡ **Saignement vaginal :** cela peut indiquer une complication grave comme un décollement placentaire ou une menace de fausse couche, nécessitant une évaluation médicale immédiate.

➡ **Fuite de liquide amniotique :** cela peut indiquer une rupture des membranes.

➡ **Vertiges, malaise ou céphalées :** ils peuvent être dus à plusieurs facteurs tels que la déshydratation, une baisse de la tension artérielle, la réduction du flux sanguin vers le cerveau, ou même des pathologies plus sérieuses comme la prééclampsie.

FAQ

Est-ce qu'il y a un risque de fausse couche si je fais du sport ?

La fausse couche est une préoccupation courante pendant la grossesse, mais la pratique d'une activité physique modérée ne provoque généralement pas de fausse couche d'après des dernières études. Cependant, comme je le répète très souvent, il est toujours crucial de consulter votre médecin ou votre sage-femme avant de commencer ou de continuer une activité physique pendant cette période. Le type d'exercice et l'intensité doivent être adaptés à chaque étape de la grossesse. Si vous avez des saignements pendant la grossesse, consultez immédiatement un professionnel de santé. Prenez bien en compte les activités sportives à proscrire durant la grossesse (lire p. 30).

➡ **Faiblesse musculaire affectant l'équilibre :** cela peut indiquer une diminution de l'apport en oxygène et en nutriments aux muscles, ou d'autres problèmes de santé sous-jacents. Cela augmente le risque de chutes ou de blessures.

➡ **Douleur ou gonflement du mollet :** cela peut être le signe d'une thrombose veineuse profonde, une complication grave où un caillot de sang se forme dans une veine profonde. Une prise en charge médicale immédiate est nécessaire pour diagnostiquer et traiter le problème, mais aussi prévenir une éventuelle embolie pulmonaire.

Les pratiques sportives à privilégier

Le renforcement musculaire

➡ **Quels bienfaits ?** Le renforcement musculaire est une excellente pratique car il aide à limiter le déconditionnement musculaire qui survient naturellement et progressivement au cours des neuf mois de grossesse. Il limite les déséquilibres qui se créent en raison du changement de centre de gravité. Il prévient les blessures en renforçant les muscles autour des articulations. Celles-ci sont en effet fragilisées par la sécrétion de relaxine qui assouplit les tendons et les ligaments. Il permet de tonifier la sangle abdominale et le plancher pelvien, deux zones cruciales à renforcer durant la grossesse. (Nous y reviendrons.) Il permet enfin d'améliorer la santé cardiovasculaire.

➡ **Comment ?** Les exercices de renforcement musculaire peuvent être effectués de différentes manières : au poids de son corps, avec des poids (haltères, Kettlebell,...), avec des bandes élastiques ou même avec des sangles de suspension (connues sous le nom de TRX ou suspension training).

➡ **Pour qui ?** Pour toutes les femmes qui souhaitent continuer (ou commencer) une activité physique plus ou moins challengeante et intense. L'intensité est modulable en fonction de votre forme du jour (lire p. 169). C'est une pratique que je recommande fortement à toutes les femmes, car c'est la plus efficace afin de pallier le déconditionnement musculaire qui s'opère progressivement au cours des neuf mois. Elle permet également de rester forte et endurante en vue de l'accouchement.

FAQ

Quel est le matériel essentiel à avoir à la maison pour faire du sport ?

Quand vous décidez de vous entraîner à la maison, il est intéressant d'investir dans du matériel de base afin de diversifier vos séances et de les rendre plus efficaces. Pour réaliser les entraînements présentés dans ce livre, vous aurez besoin :

➡ d'un tapis de sol confortable et qui ne glisse pas ;

➡ d'une paire d'haltères légers allant de 1 à 2 kg (à choisir en fonction de votre niveau) ;

➡ d'une paire d'haltères moyens à lourds allant de 3 à 7 kg (à choisir en fonction de votre niveau) ;

➡ d'une bande élastique à résistance moyenne ;

➡ et d'une petite balle de Pilates (facilement remplaçable par un coussin).

Le yoga prénatal

➡ **Quels bienfaits ?** C'est une pratique de yoga spécialement conçue pour les femmes enceintes. Elle permet de maintenir une forme physique et mentale pendant la grossesse et de se préparer à l'accouchement.

➡ **Comment ?** Le yoga prénatal implique des postures douces et des exercices de respiration qui peuvent aider à soulager les douleurs et les tensions courantes de la grossesse. Les séances de yoga prénatal sont souvent conçues pour répondre aux besoins spécifiques des différents trimestres, en fonction des changements physiques et émotionnels qui se produisent à chaque étape.

Le Pilates prénatal

➡ **Quels bienfaits ?** Il s'agit d'une méthode d'exercices physiques qui se concentrent sur le renforcement des muscles profonds, en particulier ceux du tronc, pour améliorer la posture, l'équilibre et la flexibilité, ainsi que les incontournables sangle abdominale et plancher pelvien.

➡ **Comment ?** Le Pilates prénatal se pratique sur un tapis de sol ou sur des machines spécifiques comme le Reformer. Les exercices impliquent souvent des mouvements lents et contrôlés, ainsi qu'une respiration profonde en synchronisation avec l'engagement de la sangle abdominale et du plancher pelvien.

➡ **Pour qui ?** Le Pilates est une pratique sportive douce, sans trop d'essoufflement, idéale pour les femmes qui préfèrent une activité moins intense. Cette pratique est également intéressante pour les jours de fatigue, quand on veut bouger, mais que l'on ne souhaite pas quelque chose de trop challengeant.

La natation, l'aquagym, l'aquabike

➡ **Comment ?** La pratique d'un sport dans l'eau est intéressante durant la grossesse car elle exerce peu d'impact sur les articulations et les muscles. En effet, la flottabilité du corps dans l'eau (c'est la poussée d'Archimède) permet de réduire son poids, rendant le mouvement plus facile et moins fatigant.

➡ **Quels bienfaits ?** Tout comme le renforcement musculaire, ces pratiques aquatiques permettent de tonifier les muscles du dos, des bras, des jambes, des fessiers et de la sangle abdominale, ce qui peut aider à prévenir les douleurs.

Elles améliorent également la circulation sanguine et lymphatique, ce qui peut réduire la rétention d'eau et le gonflement des jambes. En effet, la pression de l'eau sur le corps favorise le retour veineux et lymphatique, ce qui permet de mieux drainer les toxines et les déchets.

➡ **Pour qui ?** Ces pratiques sont idéales pour les femmes qui se sentent tendues. Car l'eau a un effet apaisant sur le corps et l'esprit, ce qui peut aider à se relaxer et à réduire le stress et l'anxiété.

La marche active

Quels bienfaits ? C'est une pratique très intéressante car elle est à faible impact et elle fait travailler plusieurs groupes musculaires. Elle permet aussi d'améliorer l'endurance cardiovasculaire. Enfin, elle booste le moral et change les idées. Idéale en cas de stress ou d'anxiété.

Pour qui ? C'est la pratique à privilégier pour les novices en sport désireuses d'intégrer plus d'activité physique lors de leur grossesse. En outre, elle est facile à mettre en place au quotidien.

Le vélo d'appartement ou le vélo elliptique

➡ **Quels bienfaits ?** Le vélo elliptique imite le mouvement naturel de la course à pied, mais sans générer d'impact sur les articulations. Il permet donc un entraînement global du corps, impliquant à la fois les membres supérieurs et inférieurs. Il fait travailler l'endurance et améliore ainsi la santé cardiovasculaire.

Le vélo d'appartement, quant à lui, simule le pédalage d'un vélo. L'avantage de cet équipement est qu'il permet de contrôler l'intensité de l'exercice et qu'il est moins stressant pour les articulations que la course à pied. Il cible principalement les muscles du bas du corps et aide à renforcer le cœur.

➡ **Pour qui ?** Pour les femmes enceintes qui sont déjà équipées de ce type d'appareil et qui ont l'habitude de le pratiquer.

➡ **Comment ?** Veillez à bien vous positionner sur un vélo d'appartement afin de ne pas raccourcir les grands droits et de ne pas prendre le risque d'accentuer le diastasis.

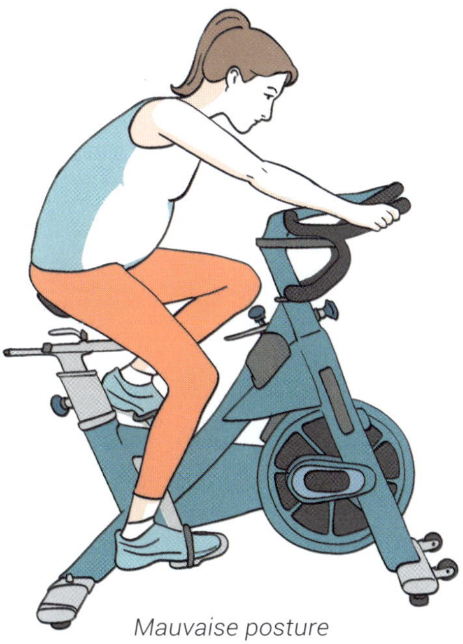

Mauvaise posture

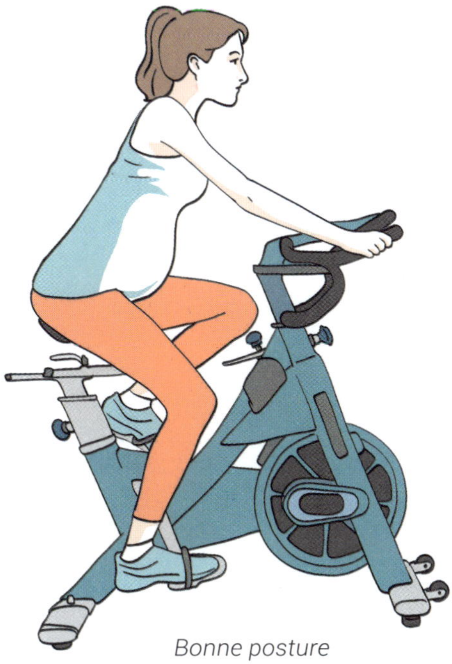

Bonne posture

L'ŒIL DES EXPERTS

LA COURSE À PIED PENDANT LA GROSSESSE

AVEC SÉVERINE JONAS LESCURAS,
kinésithérapeute spécialisée en rééducation périnéale et fondatrice de « Oh my Péry ! ».

À VOS BASKETS !

Pour rappel, la Haute autorité de santé préconise une activité physique modérée (donc avec un petit essoufflement) à toutes les femmes enceintes, entre 150 et 180 minutes par semaine.

La course à pied est seulement à éviter sur terrain dur et il est préférable de courir enceinte si :

- Vous êtes une athlète.
- Vous êtes une coureuse régulière.
- Vous êtes non coureuse et vous démarrez la course avec une progression graduelle. C'est tout bénéfique pour lutter contre la sédentarité.

Il faut impérativement tenir compte aussi de votre état de forme et de l'activité physique que vous pratiquiez avant d'être enceinte.

Bien sûr, il faut toujours s'assurer auprès de votre médecin ou sage-femme que la grossesse se déroule bien et qu'il n'y a pas de contre-indication.

LES CONTRE-INDICATIONS (LIRE AUSSI P. 20 À 23)

Il est important d'avoir une vigilance particulière vis-à-vis de certains symptômes, qui sont :

- Des fuites urinaires.
- Des fuites ano-rectales.
- Des sensations de lourdeur.
- Des envies pressantes.
- Des douleurs périnéales.
- Des douleurs abdominales.

Pendant la course et dans les 24 heures qui suivent, il ne doit pas y avoir de symptômes.

Si vous avez déjà des symptômes dans votre quotidien, la course à pied ne doit pas les aggraver, et si vous constatez une aggravation, alors il faut adapter ou arrêter votre activité. **Dans tous les cas d'apparition de symptômes, on consulte.**

IL FAUT RETENIR QUE :

- Le seuil à partir duquel le sport devient nocif est différent pour chaque femme.
- Il vaut mieux courir souvent et pendant un petit temps que peu et pendant plus longtemps.
- Il est essentiel de rester à l'écoute de vos sensations.
- En complément de la course à pied, je vous conseille de pratiquer des exercices de postures, des exercices de contrôle des abdominaux, notamment d'engagement du transverse (aide à la poussée durant l'accouchement), des exercices de travail du plancher pelvien pour prévenir les risques de dysfonction, mais aussi des exercices de respiration, particulièrement en fin de séance lors du retour au calme.

LE CORPS S'ADAPTE MAIS IL NE FAUT PAS DÉPASSER SA CAPACITÉ D'ADAPTATION. IDÉALEMENT, JE VOUS ENGAGE À CHERCHER LE SEUIL D'ENTRAÎNEMENT SANS SYMPTÔMES.

Les sports à éviter

Bien que beaucoup de choses soient toujours réalisables durant la grossesse, certains sports ou pratiques sont vivement déconseillés car ils peuvent présenter des risques pour le bon déroulement de votre grossesse et pour la santé de votre bébé.

➡ **Les sports à impact élevé**, tels que le saut à la corde, l'aérobic à haute intensité, la course à pied sur terrain dur, ne sont pas recommandés. Ces sports entraînent des chocs répétés sur les articulations et le ventre, ce qui peut augmenter les risques de blessures et de complications. En outre, le plancher pelvien pourrait se fragiliser avec des conséquences de fuites urinaires ou de prolapsus.

➡ **Les sports avec risques de chutes**, comme l'équitation, le ski, le snowboard, le patinage sur glace ou les sports de glisse, doivent être évités pendant la grossesse. Les chutes peuvent provoquer des traumatismes graves pour la femme enceinte et le fœtus.

➡ **Les sports de contact**, tels que le football, le rugby, le basket-ball, le hockey sur glace ou le judo, sont à écarter. Les risques de coups, de chutes ou de collisions peuvent mettre votre santé et votre sécurité en danger.

➡ **Les sports en apnée,** tels que la plongée sous-marine ou la chasse sous-marine, sont interdits en raison du risque de réduction de l'apport en oxygène pour le fœtus.

FAQ

Je suis des cours de sport en groupe : je dis ou je ne dis pas au prof que je suis enceinte ?

Je vous conseille vivement de partager l'information de votre grossesse avec votre coach. Cela affectera la façon dont il vous guidera à travers les exercices. C'est également une opportunité de discuter de toutes les préoccupations ou questions spécifiques que vous pourriez avoir sur votre pratique sportive pendant la grossesse.

CONNAÎTRE SON CORPS pour adapter son entraînement

Vous êtes motivée pour vous (re)mettre ou continuer le sport durant votre grossesse ? Alors il est important que vous compreniez comment fonctionnent les zones de votre corps qui sont les plus sollicitées pendant la grossesse.

Que ce soit pour conserver une silhouette qui vous plaît, pour limiter les douleurs ou tout simplement pour vous sentir bien, vous avez décidé que l'activité physique ferait partie de l'aventure de votre grossesse.

Dans cette partie, je vais vous aider à mieux connaître votre corps et les changements physiques et physiologiques qu'il va vivre au cours des neuf prochains mois. Ainsi vous pourrez mieux comprendre et adapter les programmes sportifs proposés par la suite, trimestre par trimestre.

C'est comme prendre le temps de lire le guide touristique avant de partir en voyage, ça rend l'expérience tellement plus agréable et sûre !

Petit cours d'anatomie du bassin

Pendant la grossesse et l'accouchement, tout se joue (ou presque !) au niveau du bassin. Alors je vous propose que l'on parte à la découverte de cette partie du corps, d'abord du point de vue des os et des articulations, puis des muscles.

Le bassin est bien plus qu'une simple structure osseuse. Il est le carrefour de nombreux muscles, qui interviennent dans une multitude de mouvements et de postures. Chacun de ces muscles a un rôle spécifique et leur synergie permet la réalisation harmonieuse des gestes du quotidien, autant que des mouvements plus spécifiques liés à votre pratique sportive.

Les os et les articulations

➡ **Les os de la partie antérieure** : on trouve deux gros os, l'os de la hanche droite et l'os de la hanche gauche. Ces deux structures sont connectées par un petit bout de tissu conjonctif, la symphyse pubienne, qui fonctionne comme un pont reliant les deux côtés.

➡ **Les os de la partie postérieure** : à la fin de la colonne vertébrale (des vertèbres lombaires) se trouve un os assez gros, le sacrum. Pendant l'accouchement, cet os doit bouger pour permettre le passage du bébé. Juste en dessous du sacrum, il y a un petit os, le coccyx, qui se courbe également pour faciliter la sortie.

En plus de ces structures, les ischions sont deux proéminences osseuses à l'arrière. Ce sont comme deux petites collines, qui servent de points d'ancrage à certains muscles. Vous pouvez facilement les ressentir quand vous êtes assise en tailleur.

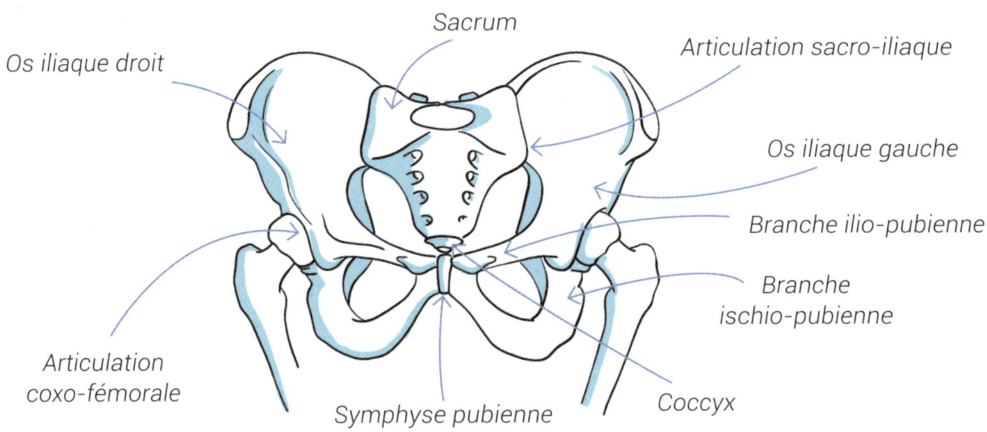

➡ **Les articulations** : le bassin dispose de plusieurs articulations importantes. La symphyse pubienne, comme expliqué précédemment, devient plus souple durant la grossesse. Elle peut s'étirer jusqu'à 9 millimètres, ce qui peut causer des douleurs. On appelle cela une dysfonction de la symphyse pubienne. Vous découvrirez comment la gérer page 64.

À l'arrière du bassin, les articulations sacro-iliaques sont les points de rencontre entre le sacrum et les os de la hanche. Elles gagnent également en mobilité pendant la grossesse, pouvant entraîner des douleurs profondes dans le bassin : les douleurs sacro-iliaques, que vous apprendrez à soulager page 64.

Tous ces éléments coopèrent pour faciliter le mouvement durant la grossesse et pour permettre le passage du bébé lors de l'accouchement. C'est une équipe bien rodée qui travaille en harmonie pour atteindre un objectif commun : la naissance de votre bébé !

Les muscles

Il y a plus de 36 muscles qui traversent l'articulation de la hanche et se fixent sur le bassin. Mais nous allons nous concentrer ici sur les groupes musculaires les plus importants.

➡ **Les adducteurs** : le groupe des adducteurs est composé de cinq muscles situés à l'intérieur de la cuisse – le long adducteur, le court adducteur, le grand adducteur, le gracile et le pectiné. Ces muscles travaillent ensemble pour rapprocher la jambe du centre du corps. C'est le mouvement d'adduction.

Pourquoi les renforcer ? Ils jouent un rôle important dans le soutien et la stabilité du plancher pelvien. En effet, certains des muscles adducteurs s'attachent directement à l'os pubien, qui est l'un des points d'ancrage du plancher pelvien. Par conséquent, toute tension ou faiblesse dans les adducteurs peut affecter le fonctionnement du plancher pelvien. Une tension excessive ou un manque de soutien peuvent conduire par exemple à des problèmes d'incontinence ou de douleurs pelviennes. Ainsi, un bon

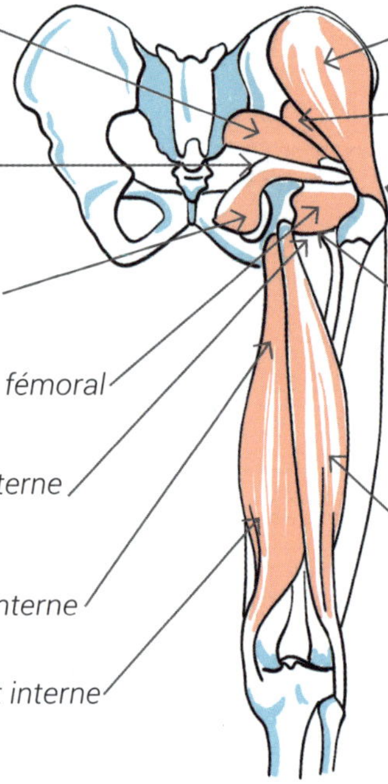

équilibre de force et de flexibilité dans les muscles adducteurs est essentiel pour un plancher pelvien sain, en particulier pendant la grossesse et l'accouchement, lorsque ces muscles sont soumis à une pression accrue.

➡ **Les rotateurs externes de la hanche** : ce groupe comprend six muscles – le piriforme, le jumeau supérieur, le jumeau inférieur, l'obturateur interne, l'obturateur externe et le carré fémoral – qui sont situés à l'arrière du bassin. Ces muscles aident à éloigner la jambe du centre du corps – c'est le mouvement d'abduction – et à faire pivoter la cuisse vers l'extérieur.

Pourquoi les renforcer ? Ces muscles jouent un rôle clé dans la stabilité et la mobilité des hanches. En les renforçant, cela vous aidera à prévenir les douleurs lombaires et pelviennes, à améliorer votre posture et à faciliter les mouvements du quotidien.

➡ **Les fessiers :** ce groupe se compose du grand, du moyen et du petit fessier. Ils permettent la stabilisation du bassin, l'extension de la hanche et l'éloignement de la jambe du centre du corps.

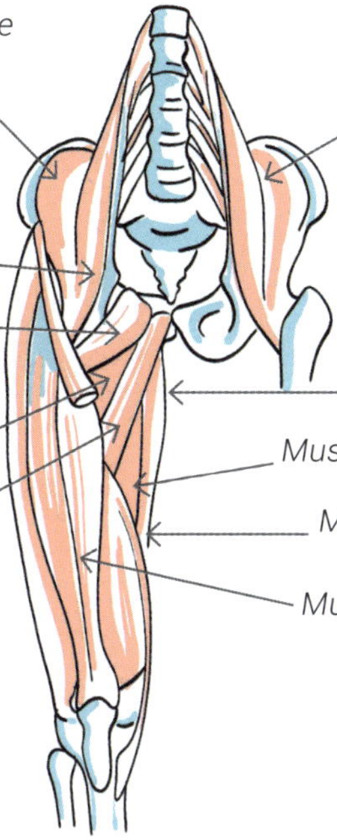

Pourquoi les renforcer ? Il est capital de les renforcer non seulement pour leur rôle dans la stabilisation du bassin et le soutien du dos, mais aussi pour leur relation étroite avec le plancher pelvien. En effet, le poids supplémentaire de l'utérus peut exercer une pression importante sur le bassin et le plancher pelvien. Garder des muscles fessiers forts aide d'une part à maintenir une posture équilibrée et à limiter les douleurs lombaires, et contribue d'autre part à préserver le bon fonctionnement du plancher pelvien, à limiter ainsi l'incontinence et même à faciliter l'accouchement.

➡ **Les fléchisseurs de la hanche** : ce groupe comprend le psoas et l'iliaque (qui forment ensemble l'ilio-psoas), ainsi que le droit fémoral, appelé plus communément le quadriceps, qui comprend quatre muscles distincts, et enfin le sartorius. Ces muscles travaillent ensemble pour fléchir la hanche et étendre le genou.

Pourquoi les renforcer ? Chez une grande majorité des femmes enceintes, on travaille la détente de ces muscles fléchisseurs de la hanche plutôt que le renforcement. En effet, le bassin de la femme enceinte se met plus souvent en position d'antéversion, ce qui tend les muscles fléchisseurs de la hanche ainsi que les muscles du bas du dos (lire également p. 44). En outre, notre mode de vie très sédentaire et la position assise accentuent ce phénomène. Afin de pallier ce déséquilibre, il est important d'incorporer de manière régulière des mouvements de stretching pour réduire la tension de ces muscles, améliorer la mobilité et favoriser ainsi un alignement corporel correct. Si, au contraire, le bassin est en position de rétroversion, il faudra renforcer les muscles fléchisseurs de la hanche.

➡ **Les ischio-jambiers :** ce groupe se compose du biceps fémoral, du semi-tendineux et du semi-membraneux. Situés à l'arrière de la cuisse, ils sont essentiels pour l'extension de la hanche et la flexion du genou.

Pourquoi les renforcer ? En raison de l'antéversion du bassin, fréquente pendant la grossesse, les ischio-jambiers peuvent se raidir, entraînant une tension accrue. Cette tension contribue souvent à accentuer la cambrure lombaire, créant un déséquilibre musculaire et des douleurs dans le bas du dos. Il est donc important de renforcer les ischio-jambiers tout en conservant leur souplesse, afin de limiter les déséquilibres, d'améliorer la posture et de prévenir les douleurs. Si, au contraire, le bassin est en rétroversion, on pourra se concentrer sur l'étirement des ischio-jambiers.

➡ **Le tenseur du fascia lata (TFL)** : situé sur le côté externe de la hanche, il contribue à l'écartement de la jambe du centre du corps (l'abduction).

Pourquoi le renforcer ? Tout comme ses amis les muscles fléchisseurs de la hanche, il faudra l'étirer régulièrement du fait de la position en antéversion du bassin. Au contraire, en rétroversion, il faut se concentrer sur le renforcement afin de compenser les déséquilibres musculaires, prévenir les douleurs et maintenir une bonne posture.

Vous l'aurez donc compris : l'équilibre et la symétrie des muscles de la hanche sont cruciaux. Un déséquilibre, comme une tension importante d'un côté du bassin ou une faiblesse de l'autre, peut créer des douleurs durant la grossesse ou affecter le bon déroulement de l'accouchement. C'est pourquoi il est important d'intégrer des exercices de mobilité, de stretching et de renforcement des muscles de la hanche dans son programme sportif pendant la grossesse.

Les changements qui s'opèrent au cours de la grossesse

Des variations physiologiques

La grossesse est une période d'intenses bouleversements pour votre corps. Voici quelques-unes des principales modifications physiologiques qui se produisent pendant ces neuf mois.

➡ **Croissance de l'utérus** : l'utérus peut atteindre jusqu'à six fois sa taille habituelle. C'est pourquoi il est crucial de renforcer votre sangle abdominale et votre plancher pelvien à travers des exercices spécifiques. Ceux-ci aideront à soutenir et à maintenir votre ventre en pleine croissance, et plus tard, ils faciliteront également la récupération après l'accouchement.

➡ **Augmentation du volume sanguin** : il connaît une hausse significative, de 30 à 50 %, pour fournir tous les nutriments nécessaires à votre bébé par l'intermédiaire du placenta. Imaginez que vous devez remplir une piscine avec un tuyau d'arrosage. Vous allez augmenter le débit de l'eau. C'est exactement ce que fait votre corps ; vos vaisseaux sanguins doivent s'adapter en se dilatant. Cela peut entraîner de la fatigue et des étourdissements au premier trimestre, mais dès que le volume sanguin s'est accru au deuxième trimestre, vous vous sentez généralement mieux. Donc n'oubliez pas de prendre du temps pour vous reposer et hydratez-vous bien pour aider votre corps à gérer ce changement.

➡ **Augmentation de la fréquence cardiaque** : cela est dû aux besoins accrus en oxygène et en nutriments du fœtus, ainsi qu'aux ajustements cardiovasculaires nécessaires pour répondre à ces demandes. La fréquence cardiaque au repos augmente progressivement tout au long de la grossesse. En moyenne, cette hausse se situe entre 10 et 15 battements par minute par rapport à la fréquence cardiaque habituelle avant la grossesse. Ainsi, une femme enceinte peut avoir une fréquence cardiaque au repos qui varie généralement entre 70 et 90 battements par minute. Mais ces chiffres fluctuent d'une femme à l'autre en fonction de sa forme physique.

➡ **Augmentation de la production de certaines hormones** : la sécrétion des hormones et leur équilibre sont finement régulés par votre corps afin de créer un environnement optimal pour la croissance de votre bébé.

FOCUS
LES HORMONES DE LA GROSSESSE

➡ **La hCG** : la gonadotrophine chorionique humaine est l'une des hormones les plus importantes du début de grossesse. Elle permet de maintenir le corps jaune de l'ovaire, qui produit à son tour une autre hormone appelée progestérone. Elle est sécrétée jusqu'au troisième mois de grossesse environ.
➡ **La progestérone** : elle prépare l'utérus pour accueillir l'embryon et maintient la muqueuse utérine pour la grossesse.
➡ **L'œstrogène** : produits par le placenta, les œstrogènes stimulent la croissance des seins, favorisent la circulation sanguine vers l'utérus et contribuent à développer les organes du fœtus. Ils jouent également un rôle dans le maintien de l'équilibre hydrique et la régulation de l'humeur.
➡ **La relaxine** : elle est principalement sécrétée par le corps jaune de l'ovaire et le placenta. Son rôle essentiel est de détendre les tissus conjonctifs, les ligaments et les articulations de la femme enceinte, pour offrir une plus grande flexibilité au niveau pelvien. Ainsi, le corps s'adapte à la croissance du fœtus et le bassin se prépare à l'accouchement.

Des transformations physiques

Au cours de la grossesse, vous allez voir et sentir votre corps évoluer. Selon les femmes, ces changements seront plus ou moins perceptibles. Voici quelques informations pour vous préparer.

➡ **Modification de la posture** : avec l'augmentation du poids de votre bébé et de la taille de votre ventre, votre centre de gravité se déplace vers l'avant. Cela pousse votre bassin en antéversion, c'est-à-dire qu'il bascule vers l'avant. Cette nouvelle posture peut entraîner une hyperactivité de certains muscles et un affaiblissement d'autres (lire également p. 36).

➡ **Augmentation de l'élasticité des ligaments et des articulations** : en raison de la production de relaxine, vos ligaments et vos articulations deviennent plus souples, ce qui peut avoir un impact sur la stabilité articulaire et augmenter le risque de blessures, en particulier lors de mouvements brusques ou inattendus. Ce phénomène explique pourquoi certaines femmes ressentent une forme de « laxité » ou de « déboîtement » des articulations, ou pourquoi elles sont plus susceptibles de subir des entorses. D'où l'intérêt d'intégrer du renforcement musculaire durant votre grossesse : en ayant des muscles plus forts, vous stabilisez vos articulations et compensez en quelque sorte l'élasticité accrue des ligaments. Il est important aussi de modifier certains mouvements pour éviter de se blesser.

➡ **Changements au niveau de la poitrine** : les glandes mammaires se préparent à l'allaitement, ce qui entraîne un gonflement et une sensibilité accrue des seins. Le réseau veineux de la poitrine devient également plus visible.

➡ **Prise de poids** : pendant la grossesse, il est tout à fait normal de prendre du poids pour soutenir la croissance et le développement du bébé. Selon les recommandations de la Haute autorité de santé, la prise de poids varie en fonction de l'indice de masse corporelle (IMC) avant la grossesse. Voici une référence générale pour vous guider :

- IMC < 18,5 (sous-poids) : prise de poids recommandée entre 12,5 et 18 kg.

- 18,5 < IMC < 24,9 (poids normal) : prise de poids recommandée entre 11,5 et 16 kg.

- 25 < IMC < 29,9 (surpoids) : prise de poids recommandée entre 7 et 11,5 kg.

- IMC > 30 (obésité) : prise de poids recommandée entre 5 et 9 kg.

Notez que ces chiffres sont des recommandations générales et que chaque grossesse est unique. La prise de poids peut varier d'une femme à l'autre en fonction de différents facteurs tels que la génétique, le métabolisme, la santé globale et le poids de départ.

Flashez le QR code ci-contre
pour accéder aux vidéos thématiques
Nutrition durant la grossesse

FOCUS

COMMENT CALCULER VOTRE IMC AVEC VOTRE POIDS D'AVANT GROSSESSE ?

IMC = votre poids en kg/votre taille^2 (en m)

Interprétation des résultats :

➡ Moins de 18,5 : poids insuffisant et pouvant occasionner certains risques pour la santé.

➡ Entre 18,5 et 24,9 : poids qui n'augmente pas les risques pour la santé.

➡ Entre 25 et 29,9 : excès de poids pouvant occasionner certains risques pour la santé.

➡ Plus de 30 : obésité, risque accru de développer certaines maladies.

➡ Il s'agit là des mesures définies par l'Organisation mondiale de la santé.

Les limites de l'IMC comme référence

Cependant, il faut prendre du recul sur cet indice, car en fonction des femmes, il peut ne pas refléter la réalité. En effet, il ne prend pas en compte la composition corporelle comme la proportion de muscles et de graisse. Par exemple, une jeune femme peut peser lourd en raison d'une masse musculaire importante avec un taux de masse graisseuse faible, mais quand même obtenir un IMC indiquant un excès de poids alors que ce n'est pas représentatif de la réalité.

Cette limite est encore plus vraie durant la grossesse, car il ne considère pas les changements physiologiques et le poids naturel liés à la grossesse. Donc, il est inutile de calculer votre IMC durant cette période.

➡ **Modification de la respiration** : avec l'augmentation du volume de l'utérus, vous pouvez ressentir des changements dans votre manière de respirer. En effet, le diaphragme pouvant être comprimé, cela entraîne une respiration plus haute, dite « thoracique ». La respiration est alors plus superficielle et moins profonde (lire également p. 49).

➡ **Évolutions cutanées :** sous l'effet des hormones, des taches pigmentaires peuvent apparaître sur le visage. Ce phénomène est appelé le « masque de grossesse » ou mélasma. Quant à la peau du ventre, elle s'étire pour s'accommoder à la croissance de l'utérus, ce qui peut entraîner l'apparition de vergetures ainsi qu'une ligne brune verticale, appelée linea nigra, qui s'étend du nombril au pubis.

FOCUS
MES CONSEILS POUR PROTÉGER VOTRE PEAU

Pour limiter les taches de soleil :

➡ appliquez une protection solaire SPF 50 sur votre visage ;
➡ protégez-vous du soleil avec un chapeau ou une casquette ;
➡ évitez les expositions prolongées au soleil ;
➡ utilisez des soins cosmétiques qui préviennent l'apparition de taches. Vous pouvez demander conseil à un dermatologue.

Pour limiter les vergetures :

➡ hydratez votre peau régulièrement avec des crèmes qui fixent l'eau ou des huiles naturelles bio comme l'huile d'amande douce et de coco afin de maintenir la souplesse et l'élasticité de votre peau ;
➡ buvez beaucoup d'eau afin de garder une bonne hydratation des tissus et ainsi maintenir une bonne élasticité de votre peau ;
➡ adoptez une alimentation équilibrée, en consommant des aliments riches en vitamines C et E, ainsi qu'en acides gras oméga-3 (noix, poissons gras) et en zinc afin de favoriser une belle peau ;
➡ contrôlez votre prise de poids, c'est-à-dire en faisant attention à prendre des kilos progressivement tout au long de votre grossesse afin d'éviter une distension trop rapide de votre peau.

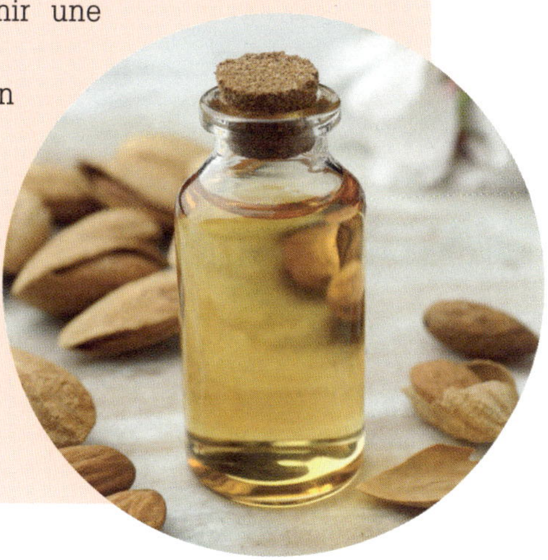

Eh oui, votre corps est un héros ! Ces changements physiques essentiels pour le bon déroulement de la grossesse et de l'accouchement sont impressionnants. Ils illustrent l'extraordinaire capacité d'adaptation de votre corps ! Donc – même si ce n'est pas facile tous les jours – essayez d'être bienveillante envers lui et optez pour un discours positif et réconfortant.

Voici quelques exemples de mantras que vous pouvez vous répéter ou écrire au quotidien afin de vous aider à mieux accepter les transformations de votre corps :

- « Je suis forte, résiliente et capable de surmonter tous les défis. »

- « Mon corps change et je l'embrasse avec amour et gratitude. »

- « Chaque jour, je m'approche un peu plus de la rencontre avec mon bébé. »

- « Mon corps est le berceau nourricier qui abrite et protège mon bébé. »

- « Je suis patiente et douce avec moi-même, chaque jour est une nouvelle étape vers la maternité. »

- « La croissance de mon ventre symbolise la vie que je suis en train de créer. »

- « J'accepte les transformations de mon corps comme une expression de la beauté de la maternité. »

- « J'inspire la sérénité, j'expire les doutes. Je suis en harmonie avec mon corps et mon bébé. »

- « Je suis une femme, une mère en devenir, forte et pleine d'amour. »

- « La maternité est un voyage, et je savoure pleinement chaque instant de cette aventure. »

LES 4 MOUSQUETAIRES de la grossesse

Vous l'avez compris, le corps subit d'importantes transformations au cours de la grossesse et le bassin est la zone où se concentrent les principaux enjeux. Il y a alors quatre points clés à surveiller.

Dès le premier trimestre de votre grossesse, quatre éléments essentiels sont à prendre en considération afin d'optimiser votre bien-être et de limiter les désagréments physiques, comme les douleurs de dos, l'incontinence, le prolapsus, l'accentuation du diastasis des grands droits... Il s'agit de la posture, de la respiration, de la sangle abdominale et du plancher pelvien.

Dans cette partie, je vais vous présenter ce que j'appelle « les 4 mousquetaires de la grossesse », vous expliquer leur importance et vous détailler les bons réflexes à adopter au quotidien et dans vos entraînements sportifs. Vous constaterez par ailleurs que ces quatre éléments sont intimement liés et que l'attention portée à l'un aura un impact sur l'autre.

Une bonne posture

La posture joue un rôle central non seulement pour votre bien-être, mais aussi pour le bon déroulement de votre grossesse et de votre remise en forme en post-partum.

Au cours de la grossesse, on peut observer un changement de posture, parce que deux zones clés sont impactées par les modifications physiques qui s'opèrent : le bassin et la colonne vertébrale.

Zoom sur le bassin

Du fait des hormones et du poids du fœtus, votre bassin va se modifier. Il va s'écarter pour faire de la place à votre bébé, mais il va aussi basculer. Il peut soit basculer vers l'avant, soit vers l'arrière, ce qui donne deux positions possibles :

➡ **L'antéversion du bassin :** le basculement du bassin vers l'avant fait ressortir le ventre et accentue la courbure du bas du dos. Bien qu'elle puisse sembler normale, cette posture n'est pas idéale et peut causer des problèmes. En effet, elle entraîne la contraction des muscles fléchisseurs de la hanche à l'avant et des muscles du bas du dos, tandis que les abdominaux et les fessiers s'affaiblissent.

➡ **La rétroversion du bassin** : cette posture est moins courante durant la grossesse. Elle se caractérise par la contraction du ventre, l'aspiration des abdominaux et la tension des fessiers. Elle peut survenir chez certaines femmes qui cherchent à éviter de pousser leur ventre en avant, par peur de développer des douleurs lombaires. Dans ce cas, les muscles qui s'affaiblissent sont les fléchisseurs de la hanche à l'avant et les muscles du bas du dos, tandis que les abdominaux inférieurs et les fessiers sont constamment sollicités et tendus.

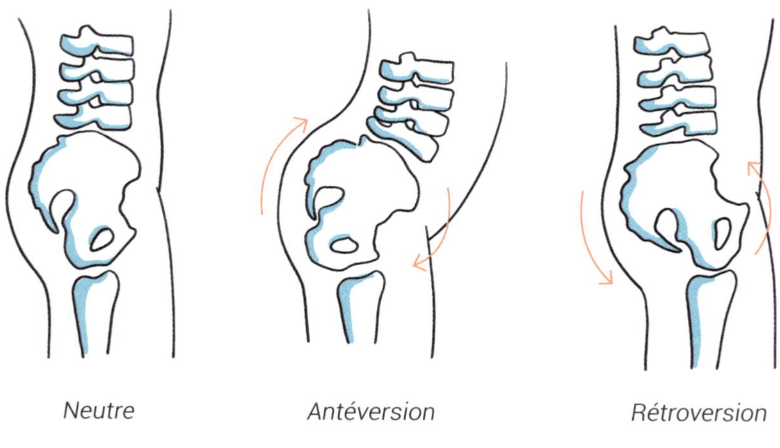

Neutre *Antéversion* *Rétroversion*

Zoom sur la colonne vertébrale

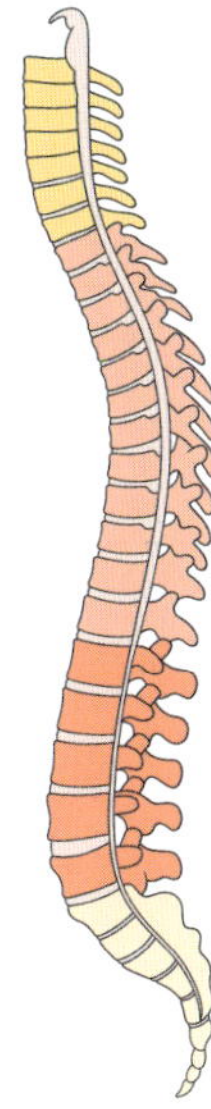

La colonne vertébrale est votre pilier central. Elle est composée d'environ 33 vertèbres qui sont réparties en différentes régions : cervicale (7 vertèbres), thoracique (12 vertèbres), lombaire (5 vertèbres), sacrée (5 vertèbres fusionnées) et coccygienne (3 à 5 vertèbres fusionnées). Chaque section a une courbure naturelle qui aide à supporter le poids du corps et à absorber les chocs. Lors de la grossesse, le centre de gravité se déplace vers l'avant à mesure que l'utérus grandit, ce qui peut amplifier les courbures naturelles de la colonne vertébrale.

➡ **La lordose cervicale** : la courbure du cou vers l'intérieur peut être accentuée (hyperlordose), ce qui peut entraîner une tension supplémentaire sur les muscles du cou et des épaules.

➡ **La cyphose dorsale** : la courbure du dos vers l'extérieur peut s'intensifier pour compenser l'augmentation de la lordose cervicale. Cette hypercyphose peut engendrer des douleurs dorsales et potentiellement des difficultés respiratoires.

➡ **La lordose lombaire** : la courbure du bas du dos vers l'intérieur peut se renforcer en réponse à la prise de poids frontale, causant des douleurs lombaires.

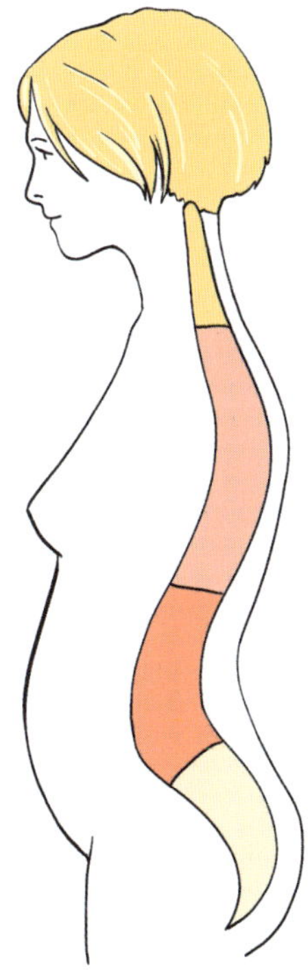

Ces changements sont naturels et font partie du processus d'adaptation du corps pendant la grossesse. Cependant une bonne posture, une compréhension de ces mécanismes et un programme sportif adapté peuvent vous aider à minimiser l'inconfort de ces changements progressifs et rendre votre grossesse bien plus agréable.

Adopter une posture neutre

Mais alors, qu'entend-on par « bonne posture » ? Cela signifie que votre cage thoracique est directement au-dessus de vos hanches et que votre diaphragme est aligné avec votre plancher pelvien.

Votre objectif est de chercher une position neutre de votre bassin. Pour ce faire, placez-vous devant un miroir et exagérez d'abord l'antéversion pelvienne en projetant votre ventre en avant, puis la rétroversion pelvienne en rentrant complètement votre ventre. Ensuite, trouvez la position médiane, qui correspond à la posture naturelle de votre corps.

Le petit plus est d'essayer de garder une mini flexion de vos genoux et de ramener légèrement l'os du pubis vers le menton.

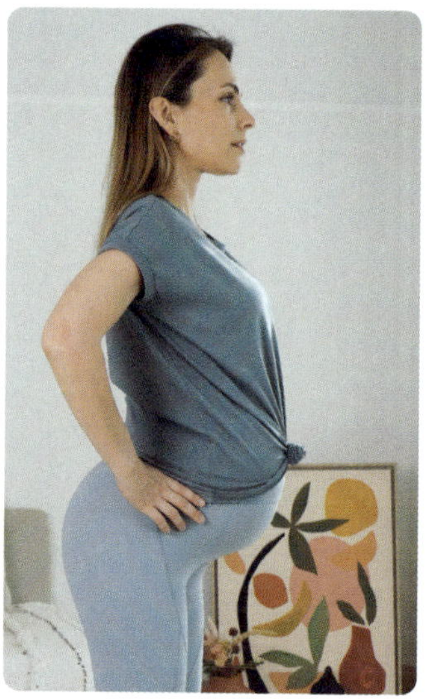

Antéversion

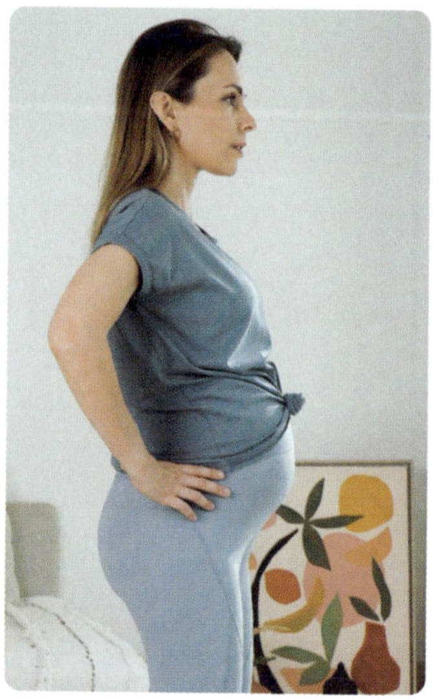

Rétroversion

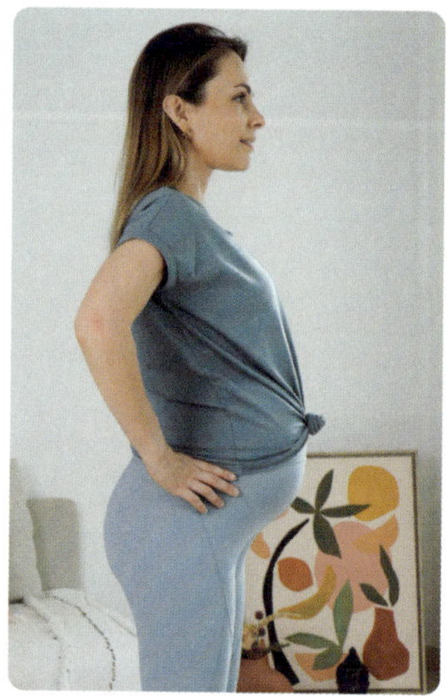

Bonne posture

Il est impossible d'être parfaitement positionnée, 100 % du temps, donc ne vous blâmez pas si vous vous rendez compte que votre posture change régulièrement au cours de la journée. En revanche, je vous invite à réaliser des petits checks réguliers au quotidien. Par exemple :

➡ **Debout, dans une file d'attente ?** On a tendance à envoyer son ventre en avant avec une accentuation de la lordose lombaire et des fessiers qui se contractent.

Que faire ? Placez vos deux pieds dans la largeur du bassin, bien ancrés dans le sol. Grandissez-vous et essayez de vous mettre en position neutre.

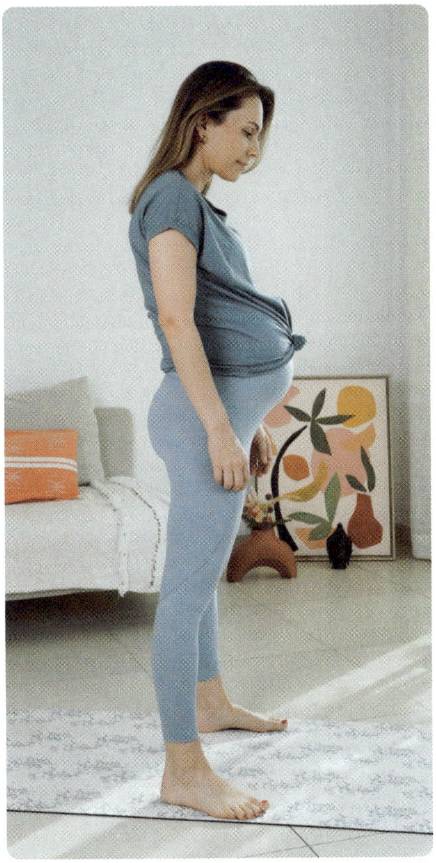

Mauvaise posture

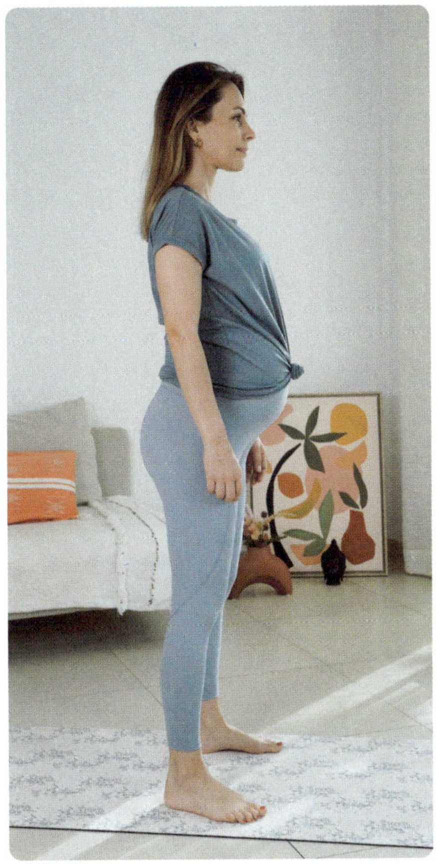

Bonne posture

➡ **Assise sur votre chaise au bureau ?** Souvent, on croise les jambes, le tronc courbé, le cou tendu en direction de l'écran.

Que faire ? Décroisez les jambes et placez un petit tabouret ou une pile de livres pour que l'angle entre vos jambes et votre bassin soit de 90 °. Redressez-vous et ramenez votre menton vers vos clavicules.

➡ **Assise dans votre canapé ?** Souvent on est avachie, sans aucun maintien de la sangle abdominale.

➡ **Que faire ?** Asseyez-vous au fond de l'assise, avec des coussins derrière le dos pour plus de confort, en essayant de vous tenir droite avec un léger maintien de votre ventre.

N'oubliez pas que votre corps fonctionne comme une unité, et non comme une série de zones isolées. Tout est connecté. Ainsi, adopter une bonne posture au quotidien aura une incidence directe sur votre respiration, la mobilité de votre diaphragme, la fonctionnalité de votre sangle abdominale et de votre plancher pelvien, la gestion de la pression intra-abdominale...

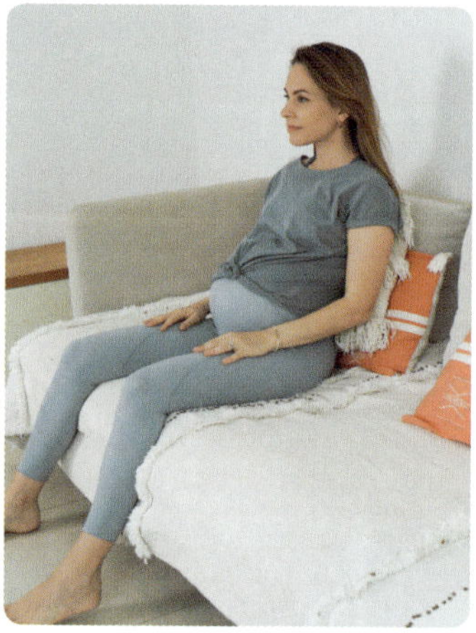

Disposez des coussins derrière votre dos pour une meilleure posture.

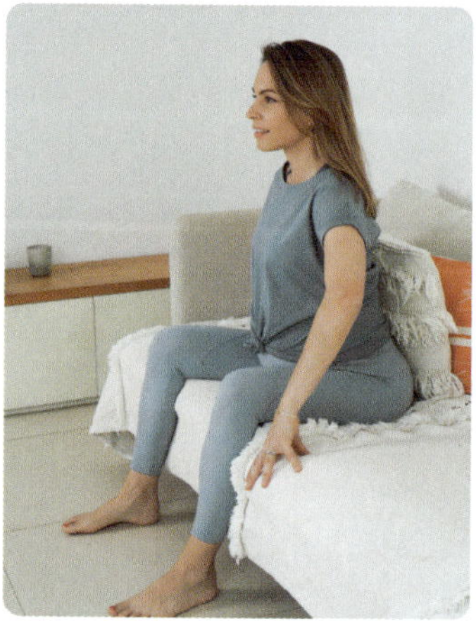

Pour sortir du canapé, approchez vos fesses du bord (ou de la chaise).

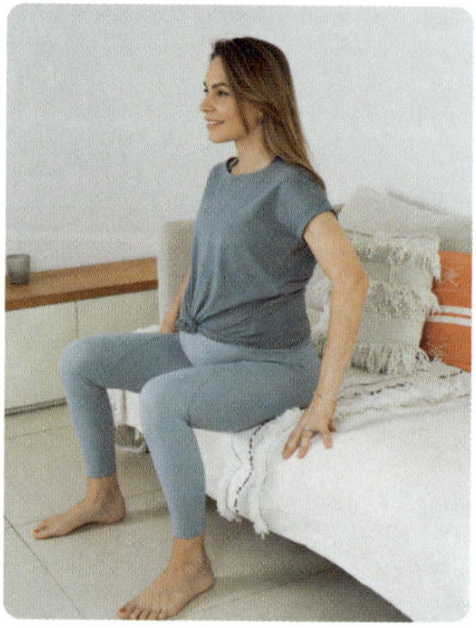

Poussez sur vos talons pour vous relever complètement, en vous aidant de vos mains si nécessaire.

Une respiration diaphragmatique

Apprendre à respirer correctement est sans doute la chose la plus importante que vous pouvez faire pour votre sangle abdominale et la santé de votre plancher pelvien pendant la grossesse et après l'accouchement. C'est un outil puissant pour stabiliser et soutenir votre corps dans la réalisation des mouvements de vos séances de sport et du quotidien, mais aussi pour gérer la pression intra-abdominale.

Il existe différents types de respirations. La principale est la respiration diaphragmatique.

➡ **La respiration diaphragmatique, ou respiration 360 °, implique l'ensemble du système de stabilisation du tronc** : votre diaphragme (le plafond de votre cavité abdominale), votre transverse (le muscle corset), vos multifidus (vos stabilisateurs du dos) et votre plancher pelvien. Pour un schéma respiratoire optimal, il faut que tous ces éléments travaillent ensemble de manière synchronisée et coordonnée.

➡ **La respiration diaphragmatique est lente, mais non forcée**. Pour que cette façon de respirer devienne une habitude quotidienne, vous devez vous entraîner. Pendant la grossesse, avec les changements posturaux et le déplacement des organes, la coordination entre ces muscles peut être perturbée. C'est pour cela qu'il est important de la maîtriser dès le premier trimestre de grossesse, lorsque votre ventre n'est pas encore sorti.

Lorsque la coordination entre les muscles du tronc est perdue, une série de symptômes apparaissent : douleurs lombaires, fuites urinaires, aggravation du diastasis des grands droits, etc. Des troubles de la respiration peuvent également survenir en raison du stress, de l'anxiété, d'une mauvaise prise de conscience, conduisant à une respiration thoracique. Celle-ci sollicite les muscles plus petits et plus faibles qui se trouvent dans le cou et les épaules et peut entraîner des tensions et des douleurs dans le haut du corps.

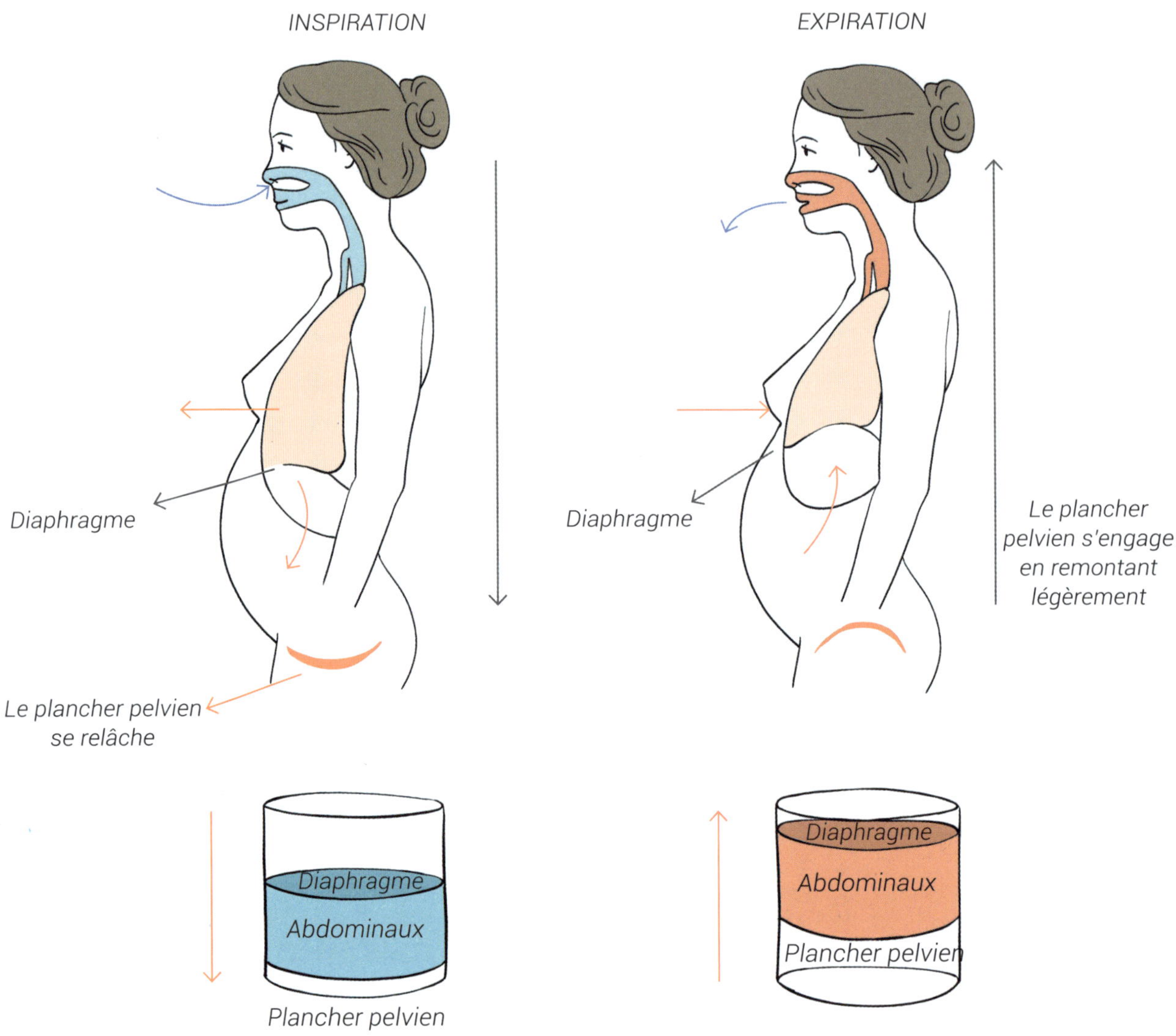
INSPIRATION
EXPIRATION
Diaphragme
Le plancher pelvien se relâche
Diaphragme
Le plancher pelvien s'engage en remontant légèrement
Diaphragme
Abdominaux
Plancher pelvien
Diaphragme
Abdominaux
Plancher pelvien

Une sangle abdominale forte

La sangle abdominale est l'ensemble des muscles qui enveloppent votre ventre. Elle se compose principalement du grand droit de l'abdomen à l'avant, des obliques internes et externes sur les côtés, et du transverse de l'abdomen en profondeur. Ce système musculaire travaille en synchronisation avec deux autres zones importantes : le diaphragme et le plancher pelvien.

La sangle abdominale constitue le noyau central de votre corps. Elle joue un rôle essentiel dans la stabilisation de votre corps, et en particulier de votre colonne vertébrale.

Le diastasis des grands droits

Durant la grossesse, votre sangle abdominale subit d'importantes transformations et une distension s'opère progressivement. Ce phénomène d'écartement est appelé diastasis. C'est un processus tout à fait normal et nécessaire. En effet, pour permettre à votre bébé de se développer, votre ventre s'arrondit et vos muscles abdominaux s'étirent.

Cette distension est particulièrement visible au niveau du grand droit de l'abdomen. Ce muscle est divisé en deux moitiés reliées par une fine bande de tissu conjonctif que l'on appelle la ligne blanche (ou linea alba). Cette dernière s'élargit pour permettre à votre ventre de grossir.

Au fur et à mesure que votre bébé grandit, le diastasis s'accentue, particulièrement durant le troisième trimestre. Une étude[6] révèle qu'à ce stade de grossesse, le diastasis est observé chez 100 % des femmes.

6. Fernandes da Mota, P. G., Pascoal, A. G., Carita, A. I., & Bø, K. (2015). Prevalence and risk factors of diastasis recti abdominis from late pregnancy to 6 months postpartum, and relationship with lumbo-pelvic pain, Manual Therapy, 20 (1), 200-205. https://doi.org/10.1016/j.math.2014.09.002

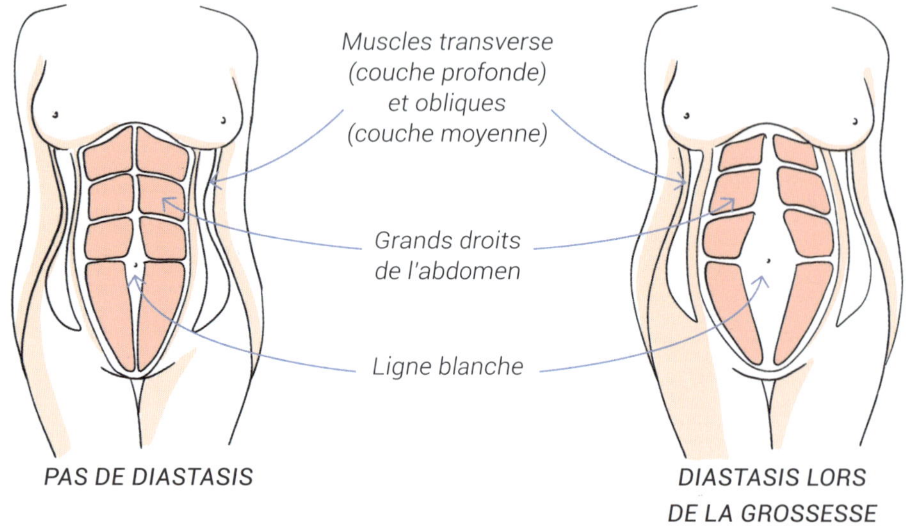

Surveiller son ventre

Bien que le diastasis soit normal, il entraîne cependant un affaiblissement et une perte de fonctionnalité de votre sangle abdominale, notamment du grand droit de l'abdomen et du muscle transverse. Une protubérance en forme de dôme au milieu de votre abdomen peut se former.

Cette bosse peut être visible lors d'exercices d'abdominaux, ou bien en se levant du lit ou d'une position assise, en portant un enfant… C'est pourquoi il est important d'observer régulièrement comment réagit votre ventre lors de la réalisation de certains mouvements de fitness ou du quotidien.

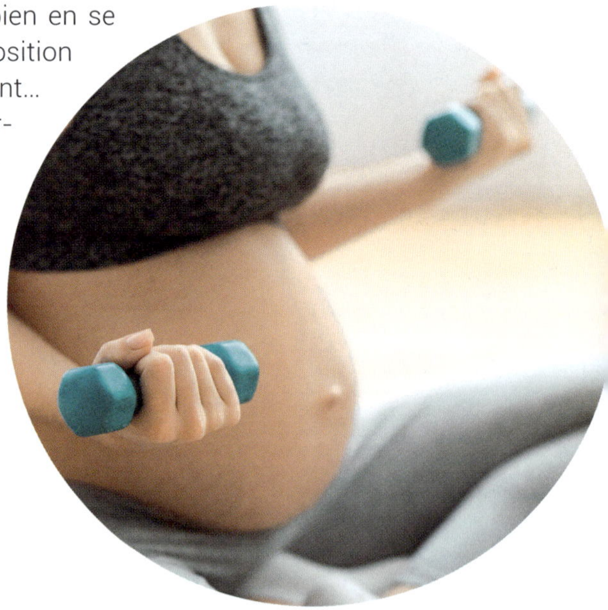

FOCUS

EXERCICES À PROSCRIRE EN CAS DE DÔME

Lors de vos entraînements de fitness, si vous observez un dôme se former, les mouvements qui suivent sont à proscrire :

➡ Redressements assis ou crunchs. (C'est un mouvement que je ne recommande pas en général, même pour les femmes qui ne sont pas enceintes.)

➡ Exercices d'abdominaux obliques, comme le russian twist.

➡ Levers de jambes en position couchée.

➡ Gainage sur les pieds en position frontale ou latérale.

➡ Pompes.

➡ Exercices de Pilates qui engagent fortement les abdominaux, comme le hundred.

➡ Postures de yoga avancées, comme le bateau.

➡ Soulever des haltères lourds, sans maintien adéquat de la sangle abdominale.

Pourquoi renforcer la sangle abdominale ?

Outre l'observation régulière de votre ventre et les bonnes habitudes posturales au quotidien, un renforcement adéquat de votre sangle abdominale, avec des exercices spécifiques à réaliser au fil des neuf mois de grossesse, se révèle précieux. Car une sangle abdominale forte et fonctionnelle vous aide à :

➡ **Prévenir et atténuer les douleurs et tensions** inhérentes à la grossesse.

➡ **Offrir un meilleur maintien à votre ventre** qui grossit et gagner une meilleure stabilité du bassin.

➡ **Limiter l'accentuation du diastasis des grands droits** et récupérer un ventre tonique et plat plus facilement quelques mois après l'accouchement.

➡ **Réduire les risques de développer des faiblesses au niveau du plancher pelvien**, et donc réduire les risques de fuites urinaires ou descentes d'organes.

FOCUS

COMMENT FAIRE DE BONS ABDOMINAUX PENDANT LA GROSSESSE ET EN POST-PARTUM ?

À faire :

➡ Travaillez dans l'agrandissement : restez toujours dans l'optique de vous agrandir sur les mouvements, par exemple tirez votre tête vers le plafond et agrandissez/redressez votre colonne vertébrale.

➡ Engagez votre périnée, puis engagez votre transverse de manière synchronisée sur l'expiration.

À ne pas faire :

➡ Évitez les extensions (surtout au troisième trimestre) et les flexions (crunchs).

➡ Évitez les mouvements qui créeraient trop de pression intra-abdominale, que cela soit lors de vos entraînements en choisissant de mauvais exercices, ou dans votre quotidien avec de mauvaises habitudes (par exemple, pour sortir du lit ou vous relever du canapé de la mauvaise manière).

➡ Évitez le gainage non modifié dès que votre ventre commence à sortir (au début du deuxième trimestre environ).

Un plancher pelvien fonctionnel

Comme son nom l'indique, le plancher pelvien est le « plancher » de la cavité pelvienne. Il s'agit d'un ensemble de muscles et de ligaments qui s'étend de la base de la colonne vertébrale, au niveau du coccyx, à l'avant du bassin, au niveau du pubis.

Le plancher pelvien est constitué de trois couches distinctes de muscles. La première couche est la plus superficielle, la deuxième est intermédiaire et la troisième est la plus profonde. (Chacune de ces couches comprend plusieurs muscles aux noms complexes ; leur connaissance détaillée n'est pas essentielle pour comprendre leur rôle global.)

FOCUS
PLANCHER PELVIEN OU PÉRINÉE ?

Les termes périnée et plancher pelvien sont parfois utilisés de manière interchangeable ; il existe pourtant une distinction entre les deux.

Le plancher pelvien est un groupe de muscles qui supporte les organes pelviens, tels que la vessie, l'utérus (chez les femmes) et le rectum, et participe à l'élimination des déchets du corps, tout en jouant un rôle dans les fonctions sexuelles.

Le périnée, en revanche, est une partie spécifique du plancher pelvien. C'est la région qui comprend les organes génitaux externes et l'anus. Chez les femmes, il s'agit de la zone qui entoure le vagin et l'anus.

Lorsque l'on parle de la santé périnéale, on fait souvent référence à des problèmes spécifiques à cette région, tels que les déchirures périnéales pendant l'accouchement ou les problèmes de contrôle de la vessie ou de l'intestin.

En résumé, tout le périnée fait partie du plancher pelvien, mais tout le plancher pelvien n'est pas le périnée. C'est une nuance importante à comprendre, car cela peut influencer la façon dont on aborde l'entraînement, la réhabilitation ou le traitement de ces zones.

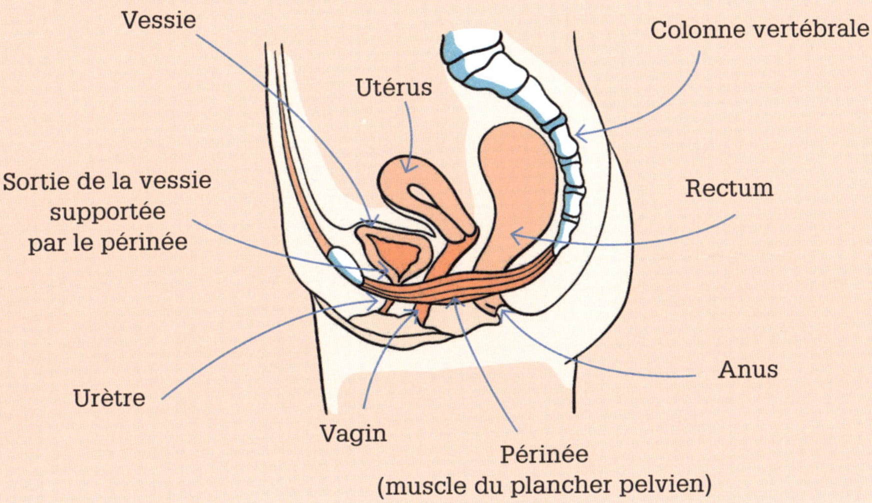

Un rôle de soutien

Le plancher pelvien sert à soutenir les organes pelviens, notamment votre vessie, votre utérus et votre rectum. Il est un peu comme un hamac qui supporte vos organes. Cette fonction est particulièrement mise à l'épreuve pendant la grossesse, lorsque l'utérus grossit pour accueillir le bébé, exerçant ainsi une pression supplémentaire sur lui. Les muscles du plancher pelvien, souvent négligés, jouent donc un rôle essentiel dans la santé et le bien-être des femmes.

Le plancher pelvien contribue également à la stabilisation de la colonne vertébrale et des hanches. Il est lié au rachis lombaire (le bas de votre dos) et aide à maintenir une posture correcte, à prévenir les douleurs lombaires et de la hanche.

Enfin, le plancher pelvien joue un rôle important dans la fonction sexuelle. Ses muscles qui entourent l'ouverture vaginale peuvent causer des problèmes pendant les rapports sexuels, s'ils sont trop contractés ou ne fonctionnent pas correctement.

Si vous rencontrez des douleurs lors des rapports sexuels, des douleurs lombaires, des douleurs de hanche ou d'autres problèmes, il est important de consulter un professionnel de santé, comme un kinésithérapeute spécialisé dans le plancher pelvien.

Comment bouge le plancher pelvien ?

Le plancher pelvien, comme les autres muscles du corps, a besoin de bouger de différentes manières pour bien travailler. On considère qu'il est fonctionnel lorsqu'il est en mesure de :

➡ **Se contracter :** on parle d'activation concentrique. Par exemple, quand vous sautez ou courez, quand vous soulevez des poids, le plancher pelvien se contracte pour soutenir l'effort et aider à stabiliser le tronc. C'est comme si vous aviez un filet de soutien interne qui se resserre pour prévenir l'impact sur votre corps. Il se contracte également lorsque vous réalisez des séances de renforcement de la sangle abdominale et du plancher pelvien. Sur l'expiration, vous contractez et aspirez votre plancher pelvien.

➡ **S'étirer :** c'est ce que l'on appelle une charge excentrique. Cela se produit lorsqu'il doit absorber l'impact des mouvements. Reprenons l'exemple d'un saut : lorsque vous atterrissez, le plancher pelvien doit s'étirer pour absorber la force de l'impact, tout comme un trampoline absorbe le poids d'une personne qui saute dessus. C'est également ce qui se passe lorsque vous toussez, éternuez ou riez. Ces actions provoquent une pression soudaine sur la vessie et sur le plancher pelvien, qui doit s'étirer pour l'amortir. Le plancher pelvien s'étire également progressivement pendant la grossesse pour faire de la place au bébé qui grandit.

➡ **Se détendre** : il s'agit d'une position intermédiaire, il est prêt à répondre à n'importe quel effort. Cela correspond à un état de repos entre deux contractions. Par exemple, après avoir retenu un éternuement ou avoir soulevé quelque chose de lourd, vos muscles du plancher pelvien se relâchent. C'est également ce qui se passe lorsque vous vous détendez et que vous respirez profondément durant certaines séances de yoga prénatal. Le plancher pelvien se détend aussi lors de l'élimination, que ce soit pour uriner ou pour aller à la selle.

FAQ

Comment éternuer ou tousser pour éviter les fuites urinaires ?

Lorsque vous toussez ou éternuez pendant la grossesse, la pression intra-abdominale augmente brusquement, ce qui met un poids supplémentaire sur votre plancher pelvien et votre sangle abdominale et peut engendrer d'éventuelles fuites urinaires.

Voici comment limiter la pression sur ces deux zones :

➡ Avant d'éternuer ou de tousser, essayez de vous préparer en contractant légèrement le plancher pelvien. Imaginez que vous essayez de stopper un pet ou de retenir l'urine.

➡ Lorsque vous éternuez ou toussez, maintenez cette contraction du plancher pelvien et un engagement léger de votre transverse.

➡ Une fois que vous avez fini d'éternuer ou de tousser, relâchez le plancher pelvien et votre ventre en les laissant se décontracter doucement.

La raison pour laquelle cette technique s'avère efficace est qu'elle permet d'offrir un soutien supplémentaire à l'urètre (le tube qui transporte l'urine hors de la vessie) lorsque la pression abdominale augmente.

Hypertonique vs hypotonique

Comme tout autre muscle de votre corps, les muscles du plancher pelvien peuvent être trop tendus ou trop faibles. C'est ainsi qu'il peut devenir hypertonique ou hypotonique. Pour prévenir ces situations, il est crucial de ne pas négliger ces muscles au cours de la grossesse et du post-partum.

➡ **Un plancher pelvien hypertonique** : les muscles sont tendus et ont du mal à se relâcher. Imaginez la situation suivante : si vous contractez votre biceps et le maintenez ainsi, il vous sera difficile de le rendre plus fort parce que vous le gardez dans une position raccourcie. Or, pour renforcer le biceps, vous devez pouvoir détendre le muscle, l'étirer, pour ensuite obtenir une contraction complète et puissante, comme lorsque vous faites un biceps curl. Le plancher pelvien fonctionne exactement de la même manière. S'il est contracté à la même intensité que lorsque vous retenez pendant des heures un gaz ou une envie d'uriner, vous ne pouvez pas obtenir une bonne contraction.

La capacité à détendre votre plancher pelvien est directement liée à votre posture et à la force de vos fessiers, de vos hanches et de votre ceinture abdominale. Si ces derniers ne sont pas suffisamment forts, votre plancher pelvien se retrouve en surmenage pour compenser la faiblesse des muscles entourant le bassin, et il agit alors en tant que stabilisateur. Il est essentiel que votre plancher pelvien soit solide, mais il ne doit accomplir que son travail, rien de plus.

Beaucoup de femmes ont du mal à détendre leur plancher pelvien, souvent sans même s'en rendre compte. Lorsque cela se produit sur une période prolongée, cela devient la norme pour leur corps. Il est alors difficile de savoir si les muscles sont réellement détendus.

La grossesse est l'une des causes d'un plancher pelvien hypertonique. En effet, le poids supplémentaire peut entraîner une suractivité des muscles. Vous apprendrez certains mouvements qui vous aideront à détendre et à allonger votre plancher pelvien.

Les personnes ayant un plancher pelvien hypertonique peuvent rencontrer des problèmes comme la constipation, des rapports sexuels douloureux, une envie pressante d'uriner, des douleurs au coccyx et au bassin. Cela peut aussi se traduire par une tension dans les muscles de la hanche et du bassin.

➡ **Un plancher pelvien hypotonique** : à l'inverse, il s'agit d'une situation où le plancher pelvien est trop relâché, c'est-à-dire que ses muscles sont trop longs et faibles, et ne peuvent pas soutenir de manière correcte les organes pelviens.

La cause la plus fréquente de cette faiblesse est l'accouchement – traumatismes, poussées prolongées, etc. –, mais cela peut aussi survenir du fait du poids en plus de votre bébé couplé à une laxité des ligaments.

Les symptômes courants d'un plancher pelvien hypotonique incluent un prolapsus des organes pelviens, une incontinence urinaire ou fécale, une évacuation incontrôlée des gaz lors de mouvements de flexion ou de lever, une sensation diminuée pendant les rapports sexuels, des douleurs ou une pression dans le bassin.

Prendre conscience de son plancher pelvien

Il est donc important d'être consciente de l'état de votre plancher pelvien et de prendre les mesures appropriées pour assurer sa santé et sa fonctionnalité optimales. Apprendre à ressentir son plancher pelvien et à maîtriser les mouvements de contraction, d'étirement et de relâchement vous aidera à en prendre soin, pendant la grossesse et après.

Voici comment procéder pour prendre conscience de votre plancher pelvien et bien l'engager durant une séance de sport :

➡ **Étape 1 : Prendre conscience du plancher pelvien et du muscle transverse de l'abdomen.** Avant toute chose, il est important de connaître ces muscles et de savoir où ils se situent. Pour le plancher pelvien, connectez votre esprit à votre entrejambe et imaginez que vous essayez de retenir un gaz ou un jet d'urine en contractant les muscles de cette zone. Pour le transverse, connectez votre esprit à votre tronc et imaginez que vous resserrez une ceinture ou une gaine autour de votre taille.

➡ **Étape 2 : Apprendre à engager le plancher pelvien et le transverse en synchronisation avec le souffle.** Une fois que vous avez pris conscience des muscles de votre plancher pelvien, vous devez savoir comment l'engager et le relâcher correctement en synchronisation avec votre respiration. L'engagement peut être difficile. La difficulté varie en fonction des femmes et de leur niveau de connexion et de connaissance de leur corps. Sur l'expiration, engagez votre plancher pelvien en utilisant une astuce de visualisation (lire le focus ci-contre). Sur l'inspiration, relâchez votre plancher pelvien.

Bien engager son transverse, en synchronisation avec le souffle, peut également être compliqué au début. Comme expliqué dans l'étape 1, il faut imaginer une gaine se resserrer autour de votre taille lors de l'expiration. L'erreur la plus courante est de rentrer uniquement le nombril. Vous devez sentir votre ventre qui se contracte et le voir s'aplatir légèrement.

➡ **Étape 3 : Apprendre à engager le plancher pelvien et le transverse de manière synchronisée.** Ces deux zones fonctionnent en synchronisation. Inspirez, puis sur l'expiration, engagez votre plancher pelvien et votre transverse, comme expliqué dans l'étape 2, mais cette fois ensemble. Inspirez et relâchez tout.

➡ **Étape 4 : Intégrer le plancher pelvien et le transverse à sa routine d'exercices.** Maintenant que vous savez comment les engager, lorsque vous effectuez un exercice qui met la pression sur votre abdomen, comme des abdominaux ou un soulevé de poids, essayez de contracter votre plancher pelvien et votre muscle transverse.

➡ **Étape 5 : Synchroniser la phase de relaxation et d'effort à la respiration.** Lorsque vous faites de l'exercice, inspirez pendant la phase de relaxation (par exemple, lorsque vous abaissez des poids) et expirez pendant l'effort (par exemple, lorsque vous soulevez des poids). Pendant l'expiration, vous devez contracter à la fois votre plancher pelvien et votre muscle transverse.

Ne forcez pas la contraction et ne la maintenez pas pendant une période prolongée. Cela pourrait affaiblir les muscles à long terme. Visez plutôt une contraction subtile et équilibrée de ces muscles.

FOCUS
DES ASTUCES POUR BIEN ENGAGER SON PLANCHER PELVIEN

Utilisez l'une de ces visualisations pour engager plus facilement, et de manière plus ludique, votre plancher pelvien :

➡ Imaginez une myrtille dans votre vagin que vous remontez vers votre nombril.

➡ Imaginez une paille dans votre vagin que vous aspirez vers le haut.

➡ Imaginez un besoin urgent d'aller aux toilettes. Vous remontez votre plancher pelvien pour ne pas vous faire pipi dessus.

➡ Imaginez que vous prenez le thé avec le roi Charles et que vous devez retenir un pet.

➡ Imaginez que vous tirez un mouchoir en papier de la boîte avec votre vagin et votre anus.

➡ Imaginez que vous rapprochez votre clitoris de votre vagin.

➡ Imaginez que c'est votre anniversaire et que vous êtes sur le point de souffler toutes les bougies sur votre gâteau. Au moment où vous expirez pour souffler, contractez votre plancher pelvien.

➡ Imaginez que votre plancher pelvien a la forme d'un diamant et que chaque coin est attaché au bassin. Vous rapprochez tous ces points ensemble en aspirant le diamant dans votre vagin.

VOS ENTRAÎNEMENTS par trimestre

Le 1er trimestre de grossesse

C'est une période où votre corps s'adapte à la nouvelle vie qui se développe en vous. Vous allez sans doute ressentir de la fatigue, des nausées, et même des sautes d'humeur. Mais pas de panique, c'est tout à fait normal et courant chez la plupart des femmes. Ces symptômes sont le résultat des bouleversements hormonaux et de l'énergie que votre corps mobilise pour créer un espace accueillant et propice au développement de votre bébé. La bonne nouvelle est qu'une activité physique adaptée peut vous aider à mieux vivre ces moments et à vous sentir plus en phase avec votre corps.

Pour augmenter vos chances de réussir à planifier et à réaliser un entraînement, essayez de déterminer à quel moment de la journée vous avez le plus d'énergie et vous vous sentez le plus en forme. Est-ce le matin, pendant la pause déjeuner ou en fin d'après-midi ? Privilégiez votre séance à ce moment-là. Mais surtout ne vous culpabilisez jamais si vous n'arrivez pas à vous entraîner. Vous êtes en train de construire un petit être et vous faites de votre mieux. Cela est d'autant plus important si vous faites partie des femmes qui souffrent de fortes nausées tout au long de la journée. Celles-ci surviennent généralement vers la 7e semaine de grossesse et commencent à s'atténuer vers la 14e semaine. Cela représente environ 6 à 8 semaines à vivre avec ces désagréments. Si vous devez mettre en suspens toute activité physique pendant cette période, ne vous inquiétez pas, vous reprendrez progressivement au deuxième trimestre lorsque votre énergie sera de retour.

Durant les entraînements du 1er trimestre, nous allons nous concentrer sur différents points importants à maîtriser, qui vous serviront pour le reste de votre grossesse et même lors de votre remise en forme postnatale :

➡ **La connexion avec votre périnée :** apprendre à identifier et à engager correctement votre périnée vous sera bénéfique tout au long de la grossesse. Son engagement subtil sur beaucoup de mouvements que vous retrouverez dans le programme est essentiel pour réaliser de manière efficace les exercices, éviter les fuites urinaires et autres désagréments.

➡ **La respiration 360 ° :** cette respiration vous permettra d'optimiser la mobilisation de votre diaphragme et de votre plancher pelvien et de réaliser ainsi les mouvements de la meilleure manière, en gérant au mieux la pression intra-abdominale.

➡ **L'engagement du transverse :** ce muscle le plus profond de votre sangle abdominale (le « muscle corset » comme je l'appelle souvent dans les entraînements) sera votre allié pour maintenir une bonne posture, soutenir votre ventre et protéger votre dos. Apprenez à le mobiliser en douceur, en synchronisation avec le plancher pelvien pour vous aider à gérer au mieux la pression intra-abdominale et réaliser les mouvements de manière sécurisée.

Le 2e trimestre de grossesse

Ce trimestre est souvent considéré comme une période de « lune de miel ». Les nausées s'atténuent et vous ressentez un regain de vitalité. C'est le moment idéal pour reprendre un rythme plus régulier dans vos séances et pour commencer à adapter certains mouvements de vos entraînements car votre ventre prend plus de volume et votre centre de gravité va se modifier progressivement.

Du fait de ces changements physiques, c'est lors du 2e trimestre que vous allez peut-être commencer à ressentir diverses douleurs dorsales ou pelviennes.

→ **Douleur au ligament rond.** Pendant la croissance de l'utérus, les ligaments qui le soutiennent, notamment le ligament rond, s'étirent et provoquent parfois une douleur aiguë dans le bas du ventre ou l'aine. Cela survient souvent lors de mouvements brusques, comme la toux, le rire, ou lors de transitions comme se lever ou sortir du lit. Pour soulager cette douleur, essayez des routines de mobilité, des étirements, un coussin chauffant ou un bain chaud. Évitez ou adaptez les activités qui la déclenchent, et renforcez votre posture en travaillant les abdominaux, le plancher pelvien, les fessiers et le dos. N'hésitez pas à aller consulter votre médecin ou sage-femme en cas de douleur persistante.

→ **Douleurs sacro-iliaques.** Les articulations sacro-iliaques relient l'arrière du bassin à la colonne vertébrale (entre le sacrum et l'aile iliaque). Au fil de la grossesse, des douleurs peuvent apparaître à cet endroit en raison du poids croissant, des changements hormonaux, de la laxité des structures pelviennes et des ajustements posturaux. Cette douleur se manifeste souvent en montant des escaliers, en vous retournant dans le lit, en enfilant un pantalon ou en passant de la position assise à debout. Identifiez les activités qui la déclenchent et adaptez vos mouvements, par exemple en vous levant lentement et en évitant de porter des charges lourdes. Consultez également un professionnel si la douleur persiste.

→ **Douleurs à la ceinture pelvienne ou symphyse pubienne.** Ces douleurs peuvent survenir dès le 2e trimestre, bien qu'elles soient plus fréquentes au 3e trimestre. Elles apparaissent lorsque les articulations pelviennes deviennent trop souples et instables ou se déplacent de manière inégale, causant une tension accrue à l'avant et à l'arrière du bassin. Les symptômes incluent une douleur au niveau de la symphyse pubienne, dans le bas du dos, dans le périnée, ou encore une sensation de blocage ou de cliquetis au niveau des articulations pelviennes.

Flashez le QR code ci-contre
pour accéder aux vidéos thématiques

Retrouvez vos 3 séances
pour soulager ces symptômes

Pour minimiser l'inconfort, réduisez ou adaptez les exercices sollicitant une seule jambe, et évitez les mouvements avec les jambes trop écartées, comme les squats en position « sumo ». Pour limiter les douleurs, concentrez-vous sur le renforcement de votre transverse, tout en sollicitant les ischio-jambiers, fessiers et adducteurs. Consultez votre médecin ou sage-femme si la douleur vous handicape trop.

Au deuxième trimestre, voici les modifications que je vous conseille d'intégrer, à adapter en fonction de vos ressentis et de votre niveau.

➡ **Si vous ne vous sentez pas à l'aise en position allongée sur le dos** pour certains exercices de renforcement musculaire ou de yoga, utilisez des coussins sous le haut du dos pour surélever votre buste, ou adoptez une autre position (debout, assise, à quatre pattes ou à genoux). Traditionnellement, on recommande aux futures mamans d'éviter cette position après la 16e semaine de grossesse, car le poids du bébé pourrait exercer une pression sur la veine cave inférieure, essentielle pour ramener le sang vers le cœur. Cependant, des études récentes suggèrent que cette position est sûre si vous ne ressentez ni vertiges, ni nausées, ni difficultés respiratoires. Écoutez toujours votre corps et ajustez en fonction de votre ressenti.

➡ **Les pompes sont à faire sur les genoux.**

➡ **Réduisez l'amplitude de vos fentes** afin de limiter la tension sur la symphyse pubienne si vous ressentez des douleurs et n'hésitez pas à vous soutenir avec une chaise pour vous sentir plus sécurisée si vous avez du mal à vous stabiliser.

➡ **Pour les squats, écartez vos pieds plus largement que la largeur des épaules** pour faire de la place à votre ventre sur la descente. Vous pouvez également réduire l'amplitude en fonction de vos ressentis.

➡ **Penchez-vous légèrement vers l'avant pour réaliser vos presses** au-dessus de la tête.

➡ **Réalisez vos exercices de gainage sur les genoux** ou posez vos mains sur une surface plus élevée afin de réduire la tension exercée sur votre sangle abdominale.

Le 3e trimestre de grossesse

Ce dernier trimestre marque une période de changements profonds, tant sur le plan physique qu'émotionnel.

L'objectif des entraînements de ce trimestre est de vous aider à continuer de bouger malgré votre ventre qui prend de plus en plus de place et une éventuelle fatigue qui s'installe en fin de grossesse, à soulager les inconforts, mais aussi à vous préparer activement à l'accouchement.

Réaliser ces entraînements et les coupler à de bonnes habitudes posturales doivent vous permettre de traverser cette période de manière agréable et de vous sentir aussi forte et prête que possible pour le grand jour.

Voici quelques recommandations à garder en tête lors de ce trimestre :

➡ **Continuez à viser une durée totale de pratique sportive comprise entre 150 et 180 minutes par semaine.** La clé est de répartir cette durée tout au long de la semaine, en optant pour des séances d'exercices modérés que vous pouvez diviser en périodes plus courtes, de 20 à 30 minutes par jour. Cette approche vous aidera à gérer l'énergie qui peut manquer au troisième trimestre et à limiter la fatigue excessive.

➡ **Réduisez les poids lors de vos entraînements de renforcement musculaire** ou remplacez-les par des bandes élastiques qui vous permettront de gérer la résistance de manière plus facile.

➡ **Poursuivez des entraînements et des mouvements qui vous procurent plaisir et bien-être,** tout en occasionnant le moins de gêne possible (renforcement musculaire doux, Pilates, natation, yoga prénatal et balades...).

➡ **Optez pour la version prénatale sur certains exercices de fitness** afin de tenir compte de votre ventre de plus en plus encombrant et de réduire la pression sur votre plancher pelvien. Ces modifications sont essentielles pour prévenir les blessures, limiter le diastasis des grands droits et assurer votre sécurité et celle de votre bébé.

➡ **Travaillez votre mobilité thoracique pour favoriser une bonne mobilisation de votre diaphragme et de votre plancher pelvien.** Des exercices spécifiques de respiration et de mobilité peuvent aider à maintenir ces muscles fonctionnels et connectés, ce qui est crucial pour une respiration efficace pendant la grossesse et pour la préparation à l'accouchement.

➡ **Accordez une attention particulière au renforcement des muscles de la chaîne postérieure,** tels que les fessiers et les ischio-jambiers, pour compenser l'antéversion plus prononcée de votre bassin causée par le poids de votre ventre. Intégrez également des exercices pour les muscles du dos afin de contrer les effets de la cyphose induite par les changements posturaux de la grossesse.

➡ **Si vous en ressentez le besoin, ralentissez le rythme d'entraînement** afin de privilégier le repos et l'écoute de votre corps, chose primordiale durant cette période. Et toujours, sans culpabiliser !

FOCUS
QUE FAIRE APRÈS UNE FAUSSE COUCHE ?

Que ce soit à un stade précoce ou plus avancé de la grossesse, il est normal de ressentir une multitude d'émotions. La reprise de l'activité physique peut être bénéfique dans votre processus de guérison, à la fois physique et mentale, en vous aidant à retrouver de l'énergie et à libérer des émotions.
Commencez par des activités douces comme la marche, des exercices de respiration, des étirements légers, qui vous permettent de relâcher les tensions et de reconnecter votre corps et votre esprit. Lorsque vous vous sentez prête, des mouvements de renforcement de la sangle abdominale et du plancher pelvien vont venir reconstruire une base solide. En fonction de votre niveau, vous pouvez commencer les exercices de la partie postnatale des 2e au 3e mois (lire p. 178) ou des 4e au 6e mois (lire p. 184). Le yoga et le Pilates sont également excellents pour retrouver de la souplesse, renforcer les muscles en profondeur et favoriser une meilleure posture. Écoutez votre corps et progressez à votre rythme. Il est important de respecter vos limites, surtout si vous ressentez encore de la fatigue ou des douleurs. La clé réside dans une approche bienveillante. N'hésitez pas à consulter un professionnel pour vous aider à traverser cette perte.

PRÉPARAREZ votre accouchement

➡ **Continuez à renforcer votre muscle transverse de l'abdomen,** qui jouera un rôle clé lors de la phase de poussée de l'accouchement. Des pratiques comme le Pilates prénatal, qui ciblent spécifiquement ce muscle profond de l'abdomen, peuvent être bénéfiques pour vous préparer à l'accouchement.

➡ **À partir de la 34e semaine, concentrez-vous sur le relâchement de la zone périnéale à travers des massages.** Cette pratique permet de réduire le risque de déchirures du périnée.

➡ **Réalisez également des séances de yoga ou de mobilité qui vont ouvrir progressivement le bassin** et ainsi faciliter la descente de votre bébé. Le bassin joue un rôle central dans le processus d'accouchement. Sa capacité à s'ouvrir est essentielle pour un accouchement fluide. Avoir des muscles et des ligaments souples autour du bassin peut réduire la durée du travail en favorisant les ajustements nécessaires du bassin et en diminuant la résistance lors de la descente du bébé.

➡ **Travaillez sur votre capacité à vous détendre.** La gestion du stress est cruciale pour la préparation à l'accouchement. Le yoga prénatal, la méditation ou la relaxation sont des pratiques qui peuvent vous y aider.

Flashez le QR code ci-contre pour accéder aux vidéos thématiques
4 mouvements pour ouvrir le bassin
4 mouvements pour la mobilité thoracique
Séance mobilité durant la grossesse

CONSIGNES pour vos séances

Choisissez la difficulté en fonction de votre forme et de votre niveau.

Réalisez les cinq exercices du circuit l'un après l'autre, en respectant le temps d'effort indiqué pour chaque exercice selon le niveau choisi.

Après chaque exercice, prenez le temps de repos recommandé avant de passer au suivant.

Une fois tous les exercices de la série complétés, répétez le circuit suivant le nombre de séries indiqué. Ainsi, pour le niveau débutante, le circuit des 5 exercices dure environ 16 minutes.

Pensez à adapter les poids en fonction de vos sensations, de votre forme du jour et de votre envie de vous challenger.

Pour la respiration, vous allez expirer sur l'effort (souvent sur la remontée) et inspirer quand vous relâchez (souvent sur la descente).

Tableau des recommandations

Difficulté	Temps d'effort pour chaque exercice	Temps de repos	Nombre de séries
Débutante	35 secondes	15 secondes	4
Intermédiaire	40 secondes	15 secondes	4
Confirmée	50 secondes	15 secondes	4

1er TRIMESTRE

BAS du corps

Pour ce premier trimestre, vous allez privilégier la réalisation d'exercices fonctionnels où vous prendrez le temps de vous connecter à votre plancher pelvien et à votre sangle abdominale, tout en les synchronisant correctement avec votre respiration.

Squat avec poids sur les épaules

➡ **Position de départ** : debout, pieds écartés de la largeur du bassin, poids sur les épaules.

➡ **Mouvement** : descendez sur l'inspiration en squat en poussant vos hanches vers l'arrière et en gardant le dos droit. Revenez en position debout en poussant sur les talons, tout en expirant et en essayant d'aspirer votre périnée vers le haut.

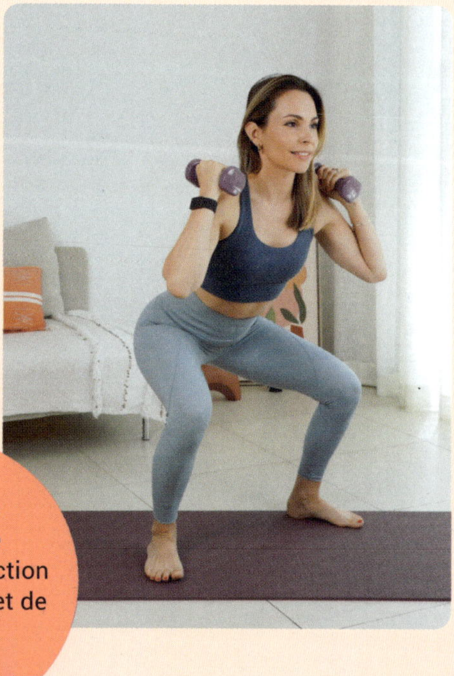

Les charges peuvent être adaptées en fonction de votre niveau et de votre forme.

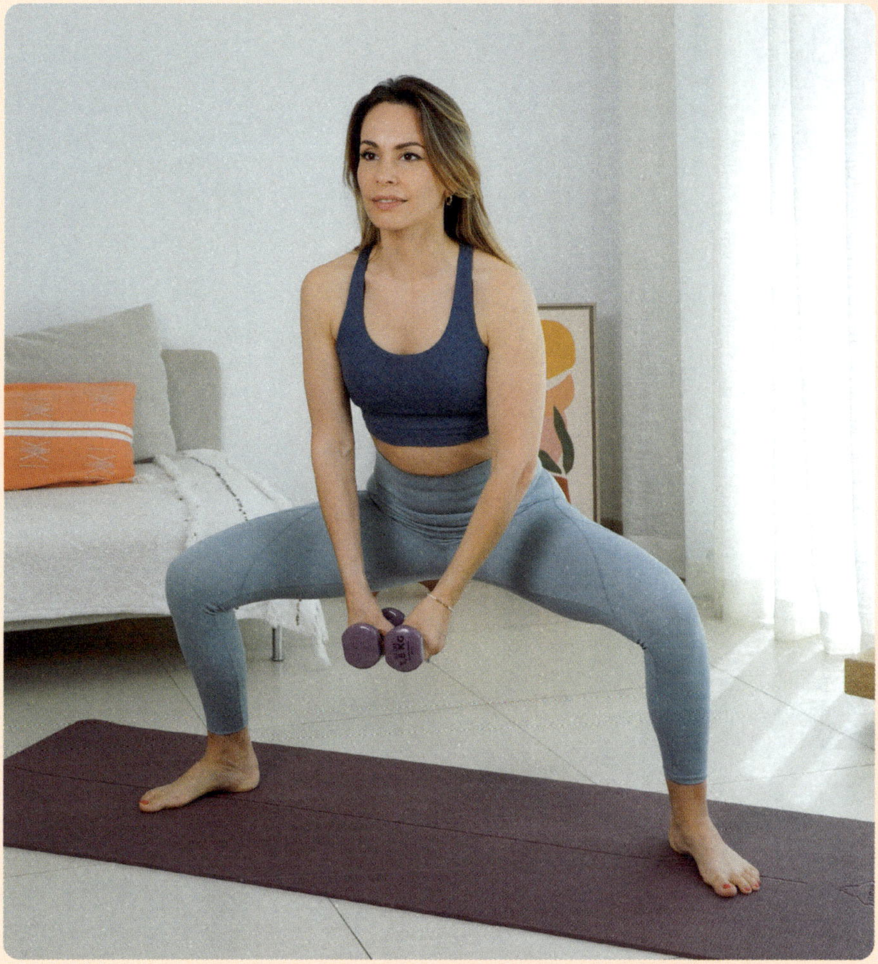

Sumo squat avec poids entre les jambes

➡ **Position de départ** : debout, pieds écartés plus larges que le bassin, orteils pointés vers l'extérieur, poids tenus dans vos mains entre les jambes.

➡ **Mouvement** : descendez en squat en poussant vos hanches vers l'arrière et en gardant le dos droit. Revenez en position debout en poussant sur les talons.

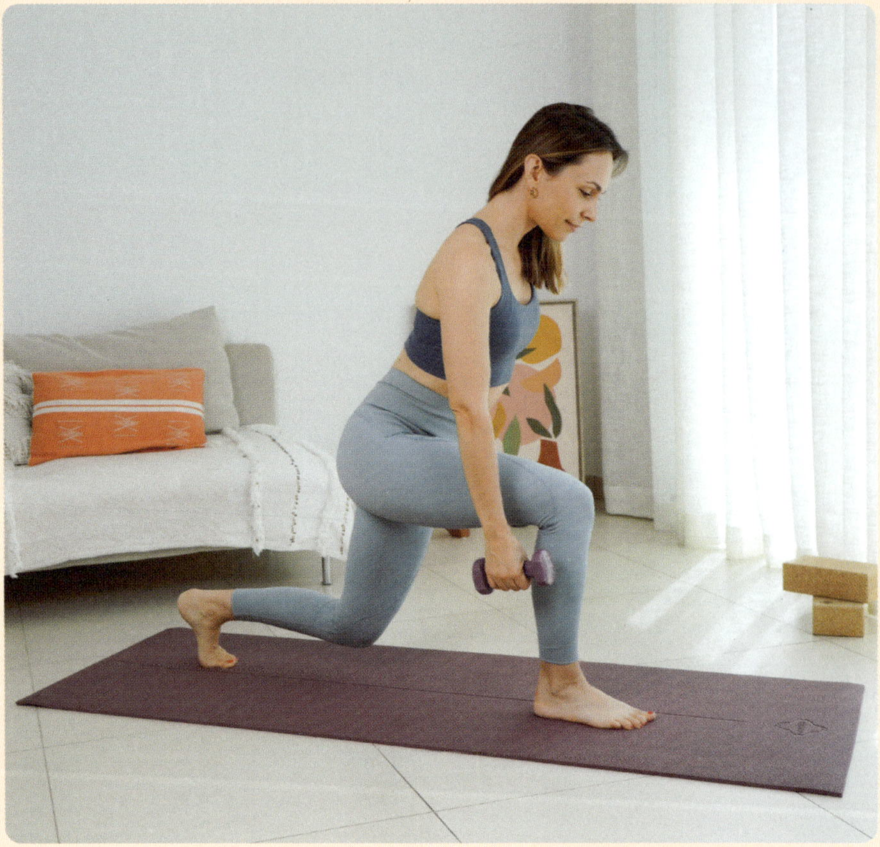

Fente sur une jambe avec poids

➡ **Position de départ** : debout, pieds écartés de la largeur du bassin, haltères dans chaque main et bras le long du corps.

➡ **Mouvement** : faites un grand pas en arrière avec une jambe et descendez en fente jusqu'à ce que vos deux genoux soient à 90 °. Revenez en position debout en poussant sur le talon avant. Changez de côté à chaque nouvelle série.

Deadlift avec poids

➡ **Position de départ** : debout, pieds écartés de la largeur du bassin, haltères dans chaque main.

➡ **Mouvement** : poussez vos hanches vers l'arrière en gardant le dos droit et vos genoux légèrement fléchis, descendez les haltères le long de vos jambes. Revenez en position debout en poussant sur les talons.

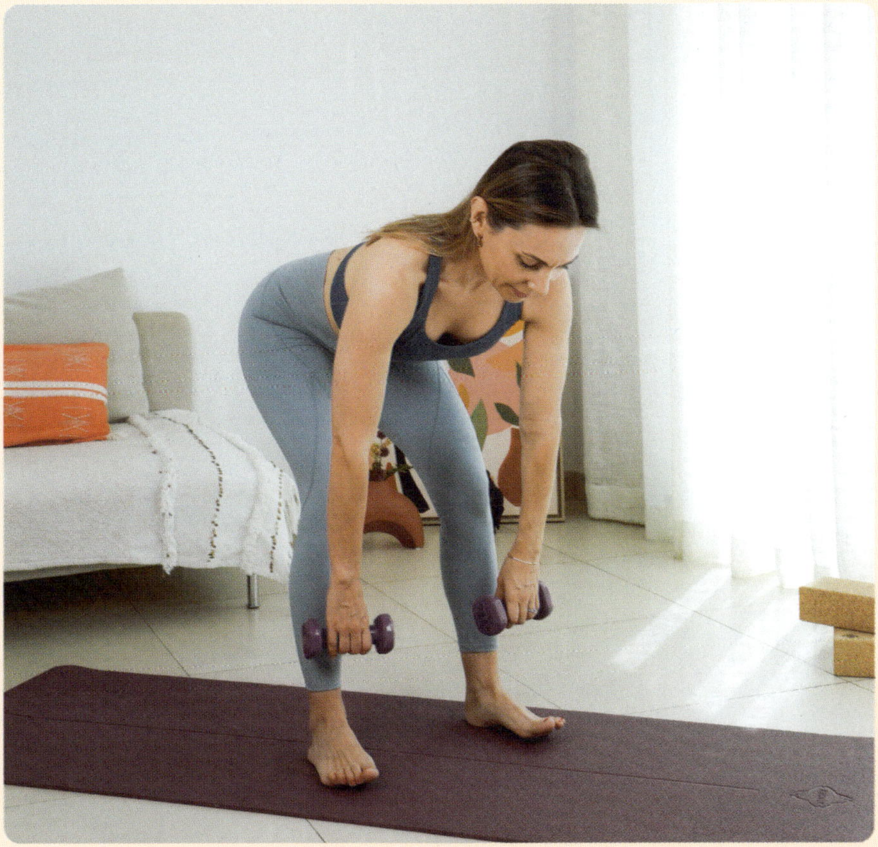

Bridge

➡ **Position de départ** : asseyez-vous au sol, les genoux fléchis et le haut du dos reposant contre une chaise stable. Les pieds doivent être écartés de la largeur des hanches, bien à plat au sol. Croisez les bras sur votre poitrine ou placez-les sur vos hanches.

➡ **Mouvement** : poussez avec vos talons pour monter vos hanches en engageant les fessiers et la sangle abdominale, jusqu'à ce que votre corps forme une ligne droite, des épaules aux genoux. Maintenez la contraction en haut du mouvement. Redescendez ensuite les hanches vers le sol de manière contrôlée sans les poser complètement pour conserver la tension musculaire.

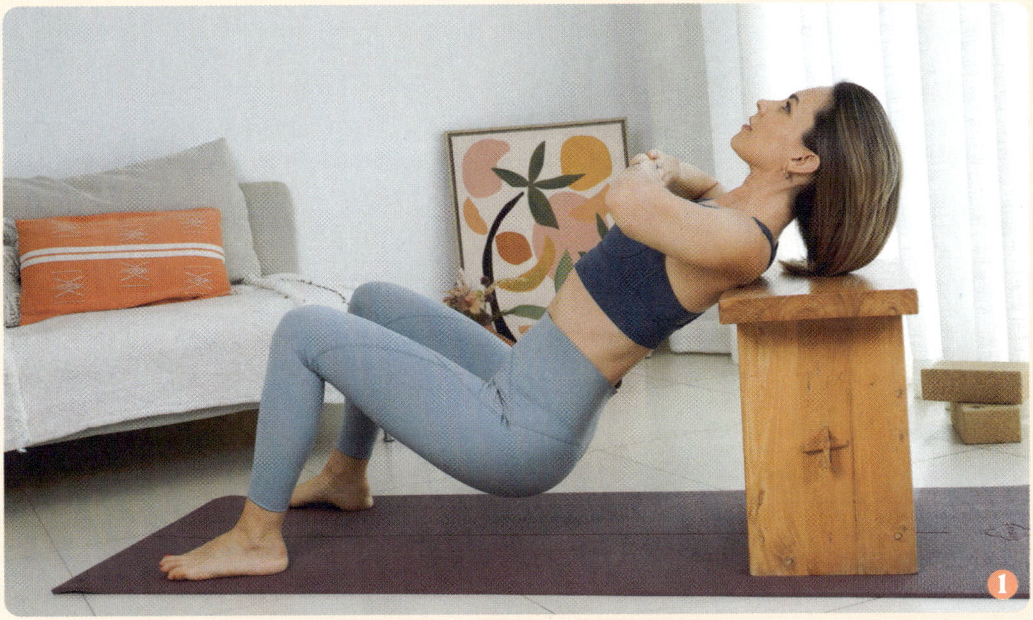

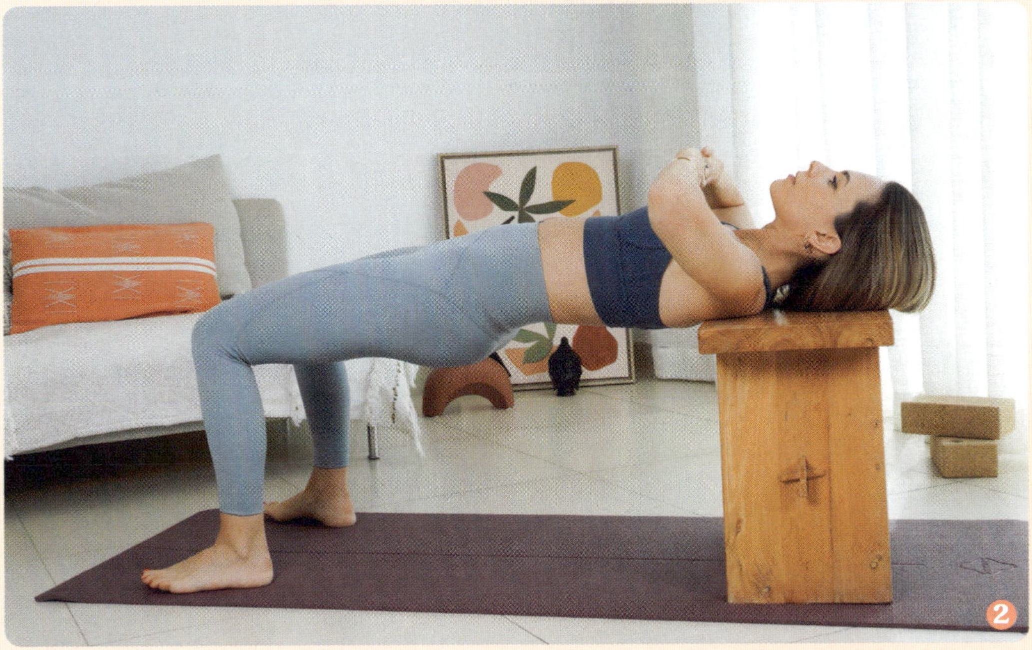

1er TRIMESTRE

HAUT DU CORPS et sangle abdominale

Pompe sur les pieds ou sur les genoux

➡ **Position de départ** : position de planche haute, soit sur les pieds 1 soit sur les genoux (demi-planche) 2, mains sous les épaules.

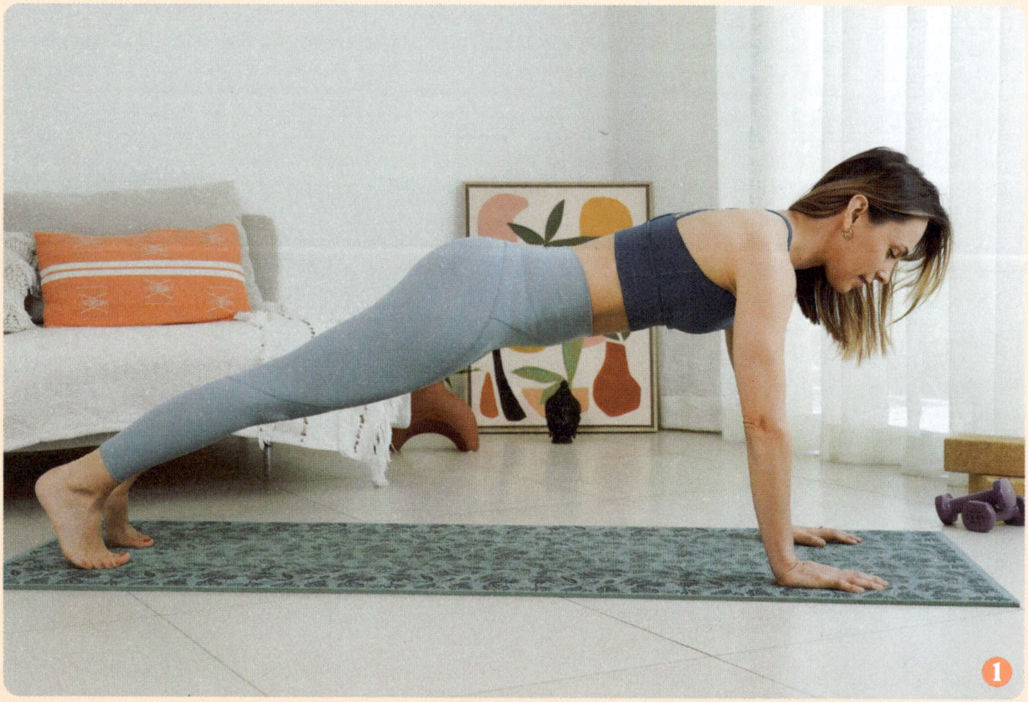

1

➡ **Mouvement** : fléchissez vos coudes pour descendre la poitrine vers le sol, en gardant le corps aligné. Poussez sur vos mains en expirant pour revenir à la position de départ.

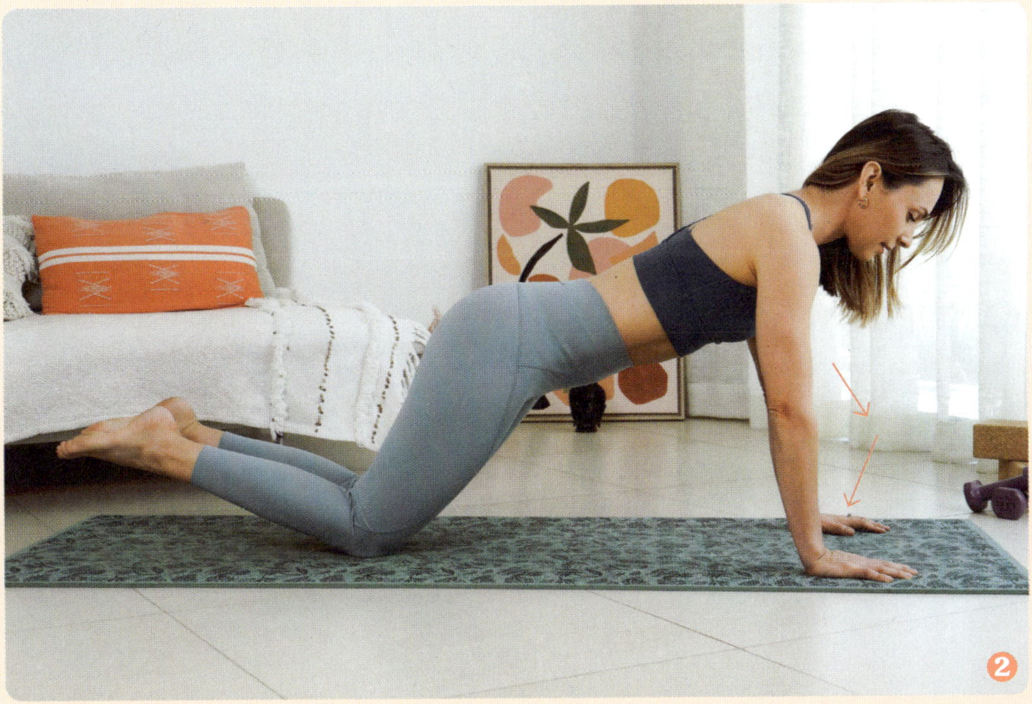

Fléchissez vos coudes pour descendre la poitrine vers le sol.

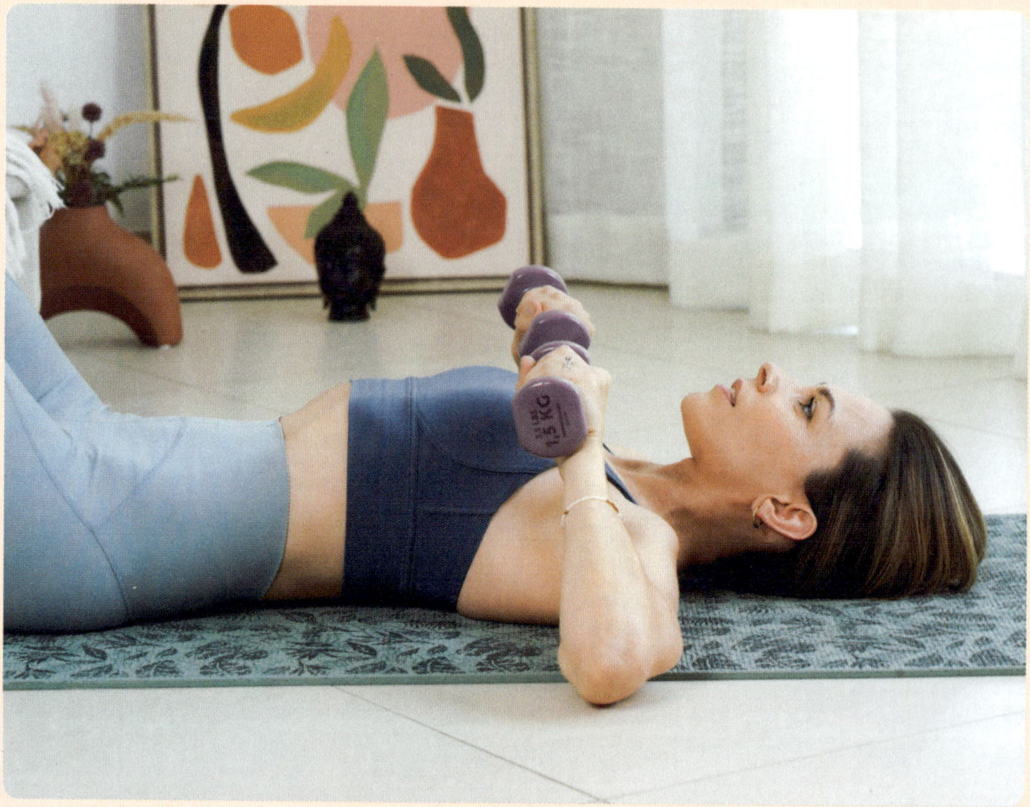

Développé couché

➡ **Position de départ** : allongée sur le dos, haltères dans chaque main, bras tendus au-dessus de la poitrine.

➡ **Mouvement** : fléchissez les coudes pour abaisser les haltères vers la poitrine. Poussez les haltères vers le haut en expirant pour revenir à la position de départ.

Extension haltère derrière la tête

➡ **Position de départ** : allongée sur le dos, haltère tenu à deux mains au-dessus du visage.

➡ **Mouvement** : abaissez l'haltère derrière la tête en gardant vos bras tendus mais légèrement fléchis tout en levant votre bassin en position de pont. Ramenez le poids au-dessus de votre visage et redescendez le bassin en expirant pour revenir à la position de départ.

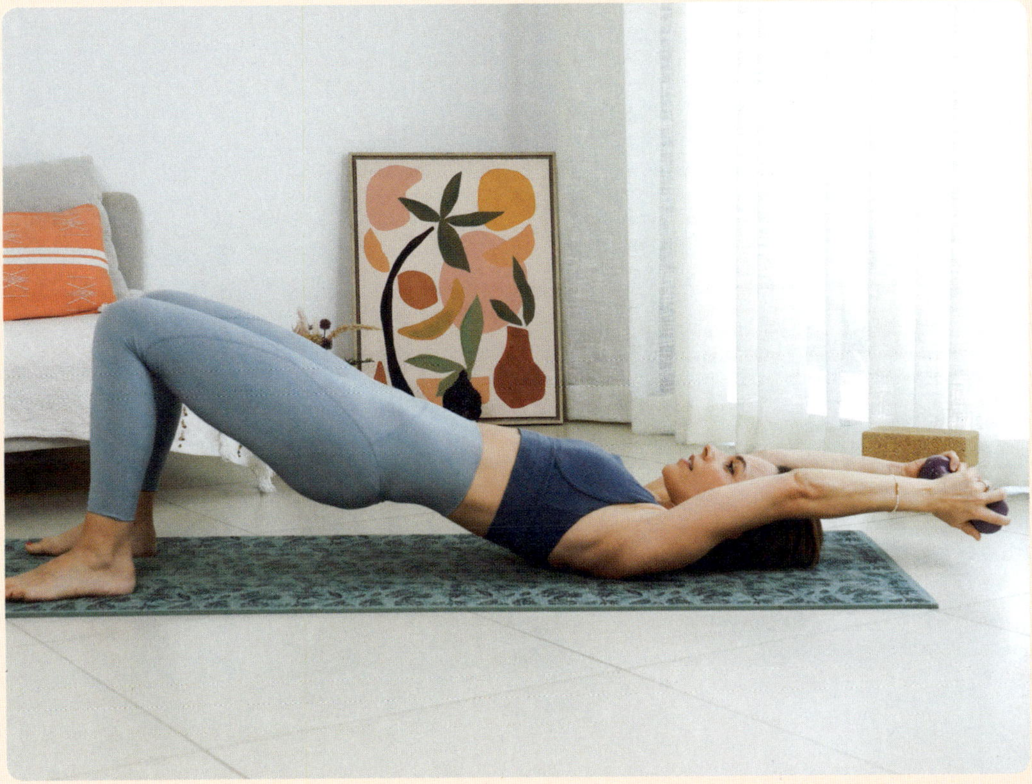

Triceps extension (Skull crusher)

➡ **Position de départ** : allongée sur le dos, haltères dans chaque main tournée paume vers l'intérieur, bras tendus au-dessus de la poitrine.

➡ **Mouvement** : fléchissez vos coudes pour abaisser les haltères derrière la tête. Étendez vos bras pour revenir à la position de départ.

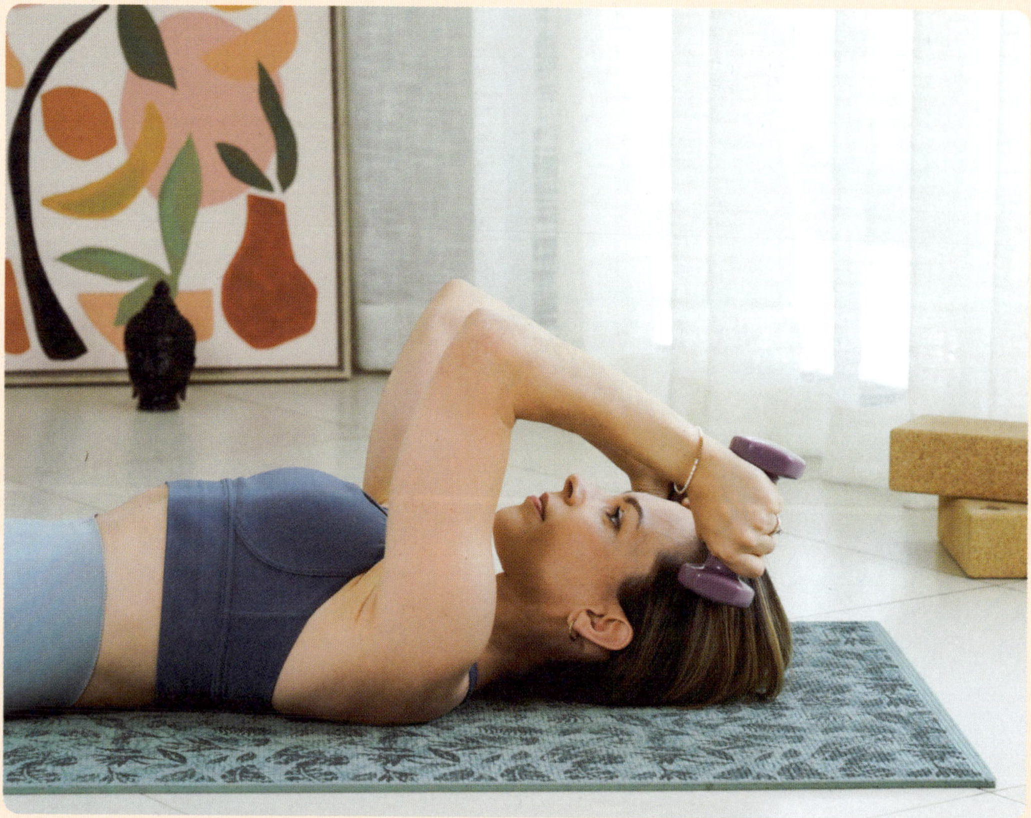

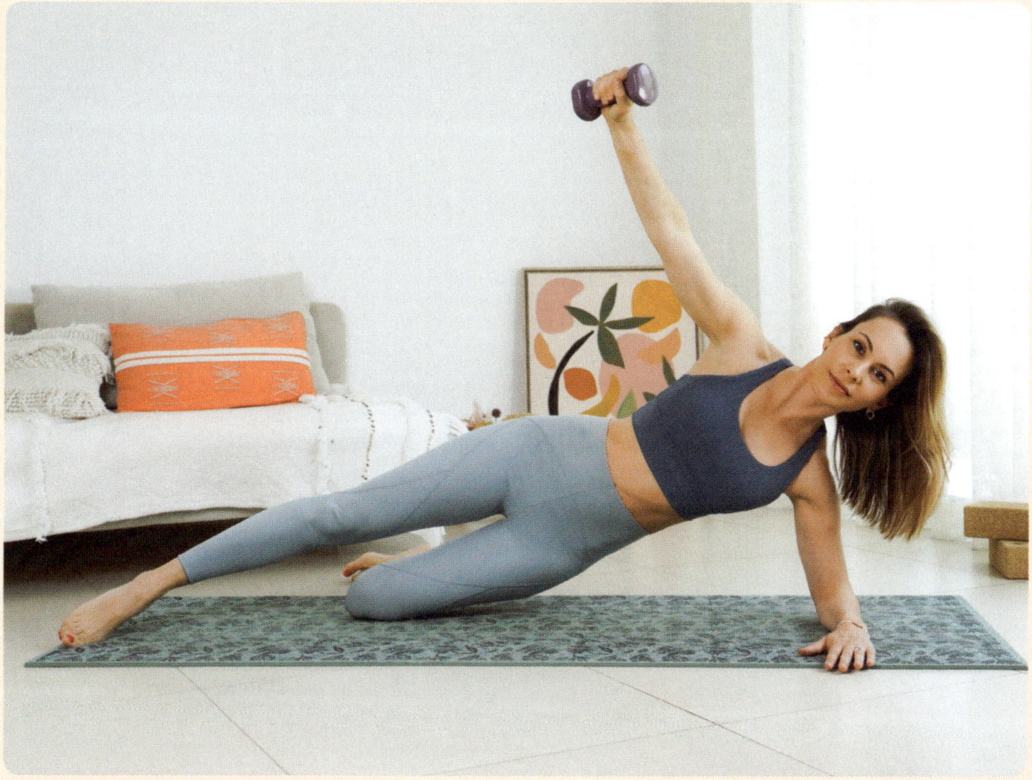

Planche sur le côté avec élévation de l'haltère

➡ **Position de départ** : position de planche latérale avec un genou au sol et la jambe supérieure tendue, un avant-bras au sol puis l'autre bras tenant un haltère.

➡ **Mouvement** : levez l'haltère du sol devant vous vers le plafond en gardant le bras tendu mais avec le coude légèrement fléchi. Changez de côté à chaque nouvelle série.

1er TRIMESTRE

TOTAL body

Squat et overhead press

➡ **Position de départ** : debout, pieds écartés de la largeur du bassin, haltères sur les épaules.

➡ **Mouvement** : descendez en squat ❶, puis remontez en poussant les haltères au-dessus de la tête et en expirant ❷. Veillez à rester bien alignée.

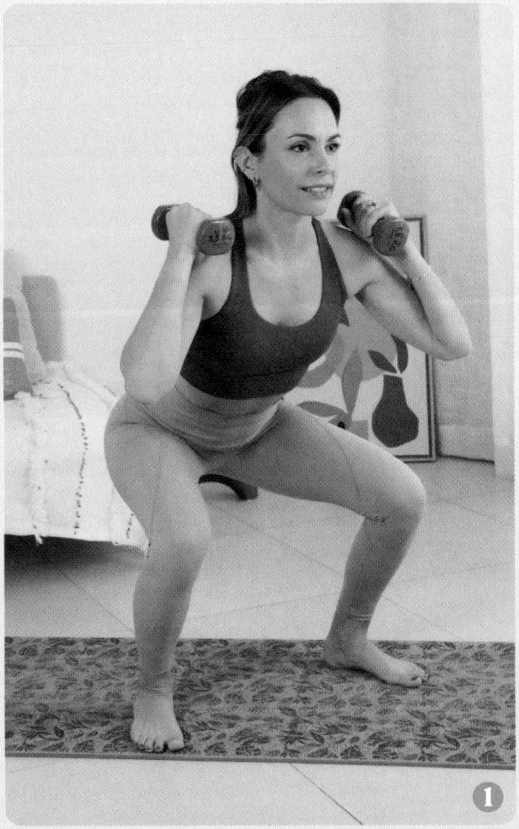

❶

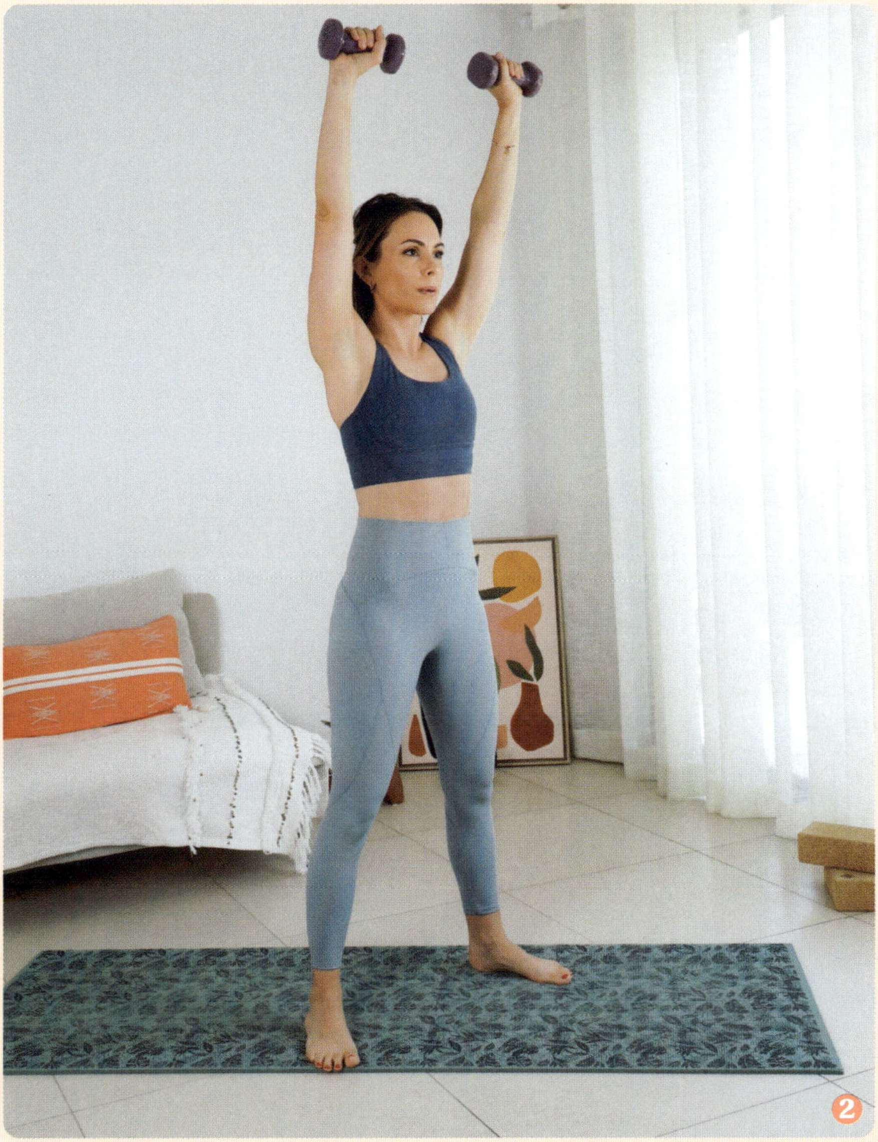

Biceps curl

➡ **Position de départ** : debout, pieds écartés de la largeur du bassin, haltères dans chaque main, bras le long du corps.

➡ **Mouvement** : fléchissez vos coudes sans les bouger pour amener les haltères vers vos épaules. Revenez à la position de départ en contrôlant la descente.

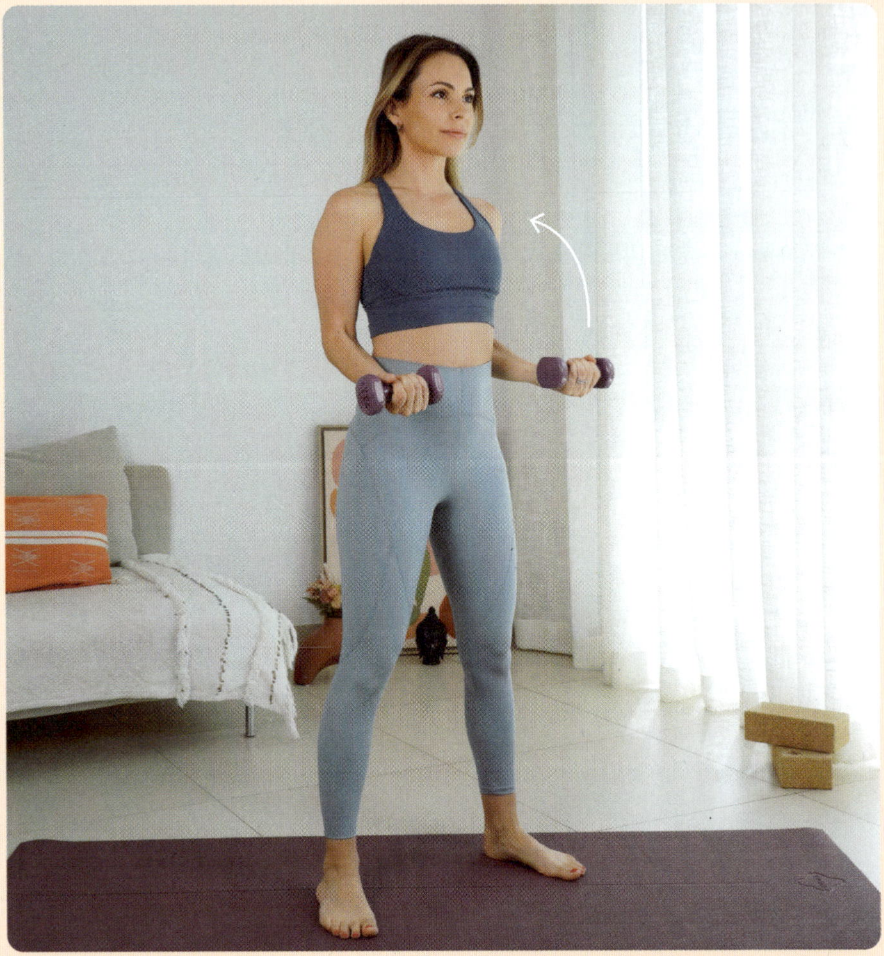

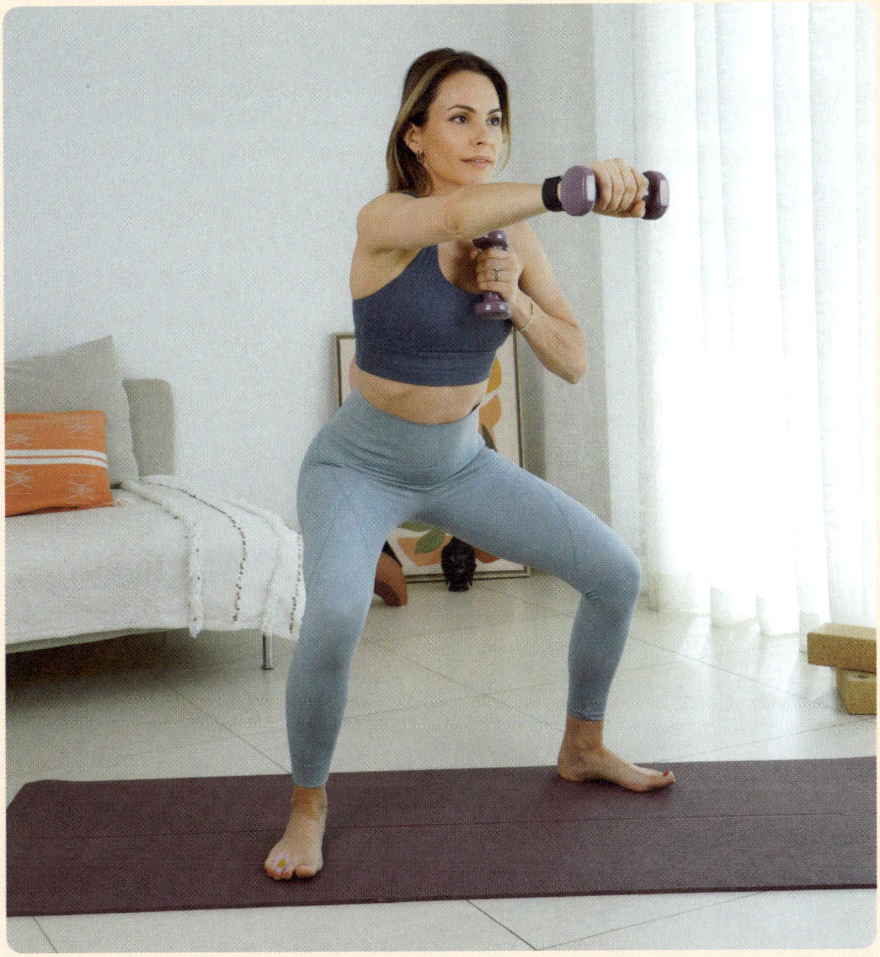

Squat up and down en faisant des punches

➡ **Position de départ** : debout, pieds écartés plus larges que la largeur du bassin, haltères dans chaque main, poings devant le visage.

➡ **Mouvement** : descendez en squat en donnant des coups de poing vers l'avant avec chaque bras, en alternant. Revenez en position debout en faisant le même mouvement de bras.

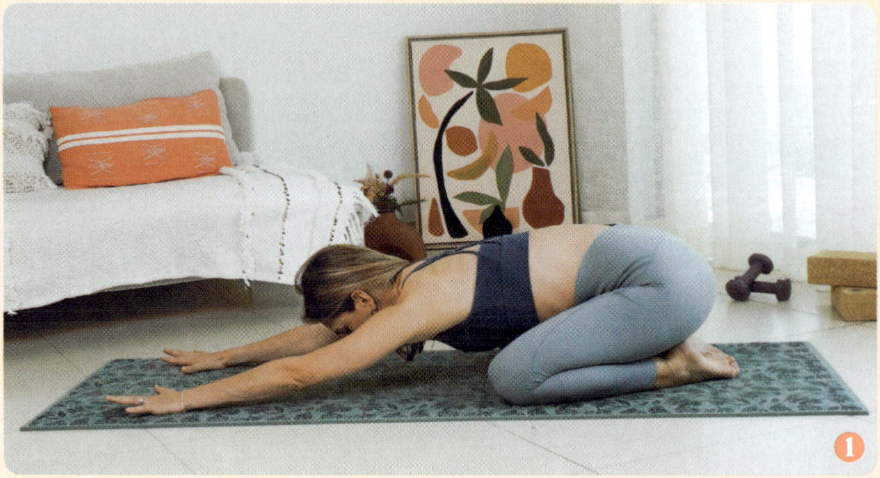

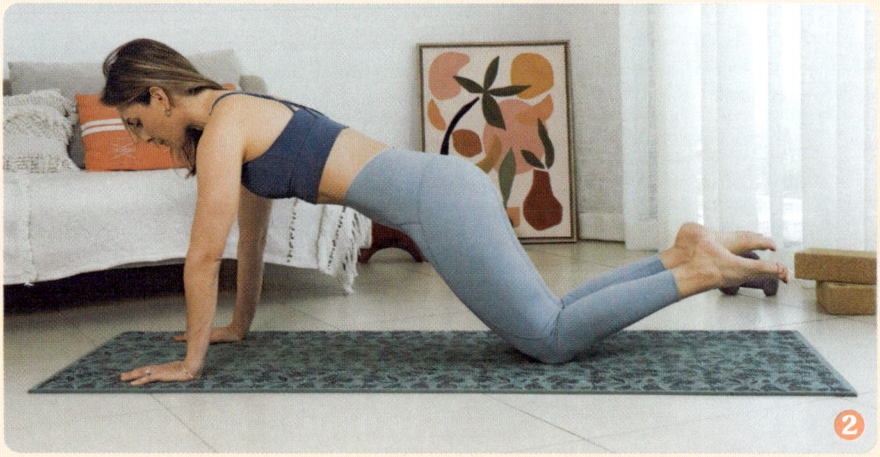

Position de l'enfant à position de demi-planche

➡ **Position de départ** : position de l'enfant, genoux écartés, bras tendus vers l'avant 1.

➡ **Mouvement** : avancez votre bassin pour vous positionner en demi-planche (genoux au sol) en expirant, en aspirant votre périnée et en engageant votre transverse 2, puis revenez en position de l'enfant.

Skaters

➡ **Position de départ** : debout, pieds joints, les bras pliés devant et le corps penché.

➡ **Mouvement** : sautez latéralement d'un pied à l'autre, en atterrissant avec douceur.

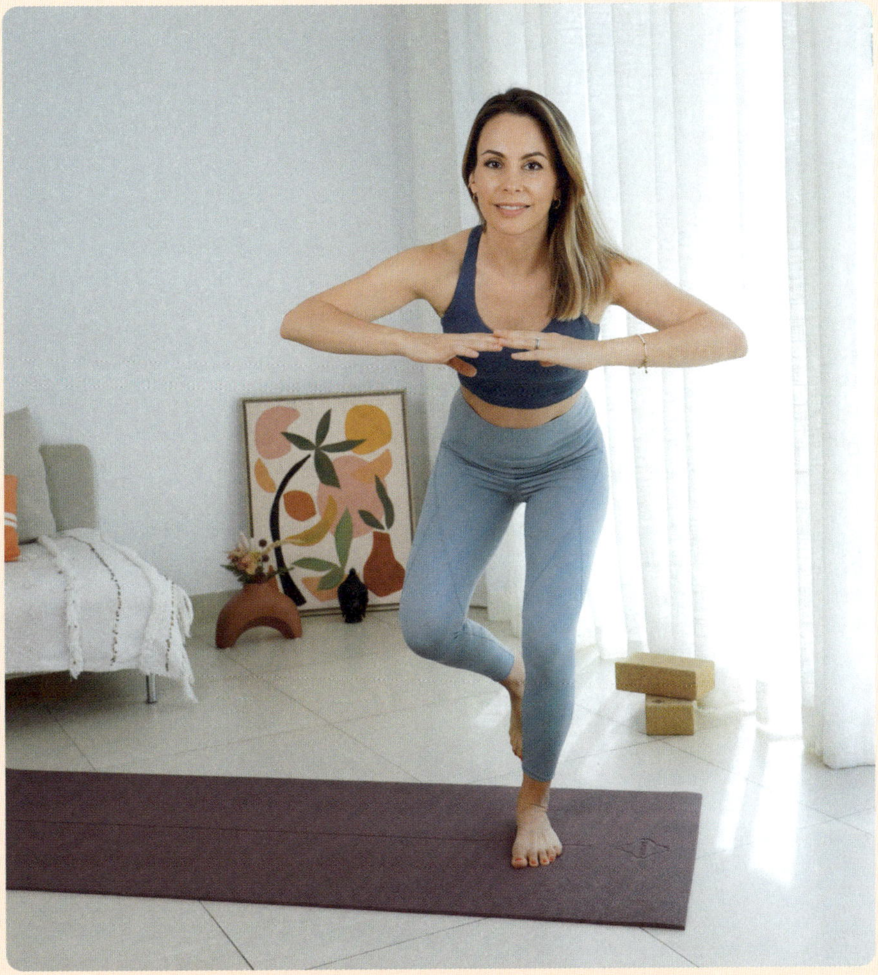

2e TRIMESTRE

BAS du corps

Pour ce deuxième trimestre, vous allez privilégier des mouvements qui viennent renforcer votre centre et les muscles stabilisateurs, afin de soutenir le changement du centre de gravité qui s'opère progressivement.

Squat en trois temps

➡ **Position de départ** : debout, pieds écartés de la largeur du bassin, vous pouvez ajouter les poids sur les épaules ou pas.

➡ **Mouvement** : descendez en squat progressivement en trois temps (en comptant 3 secondes), en gardant le dos droit. Remontez en une seule fois pour retrouver la position de départ, tout en expirant et en engageant votre périnée et votre sangle abdominale.

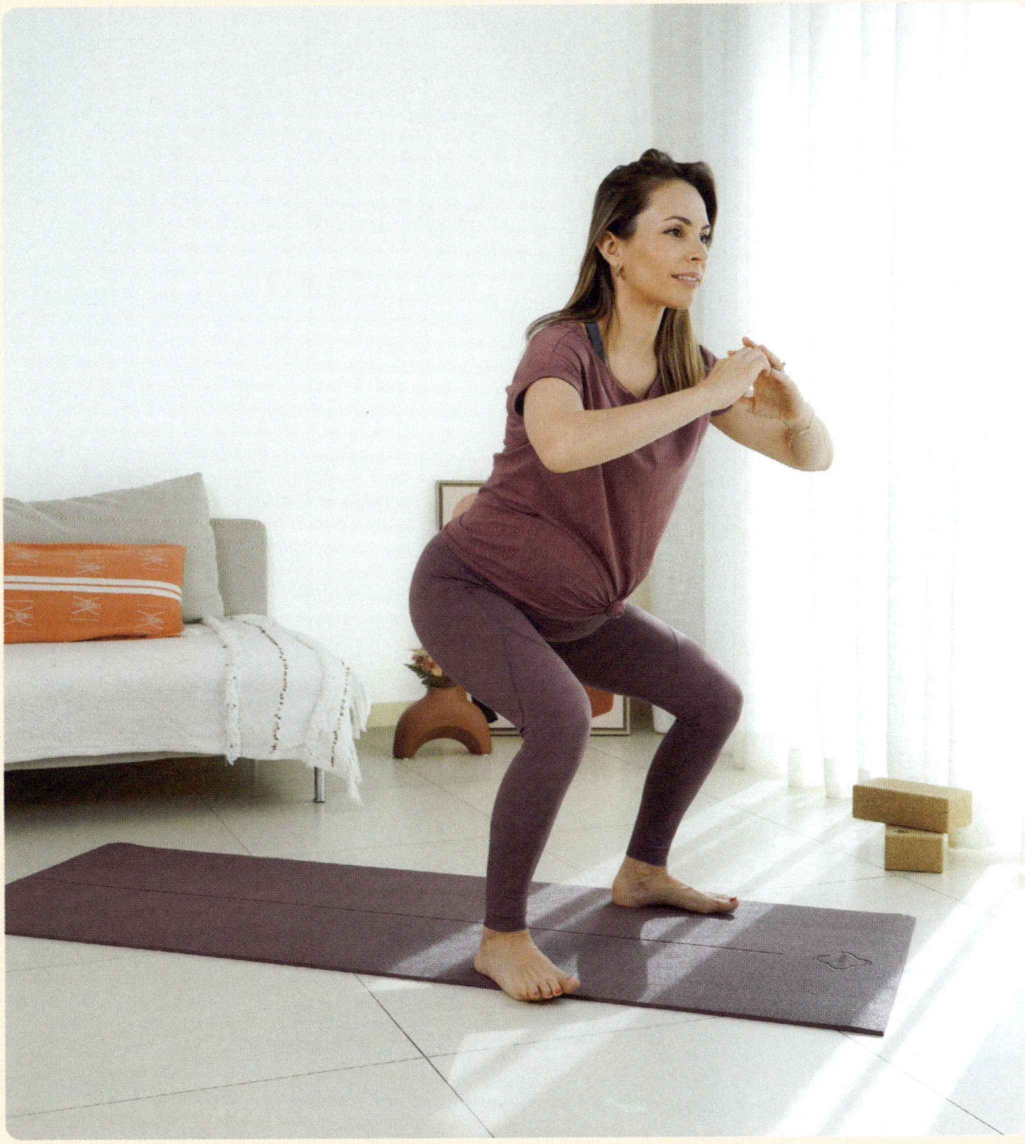

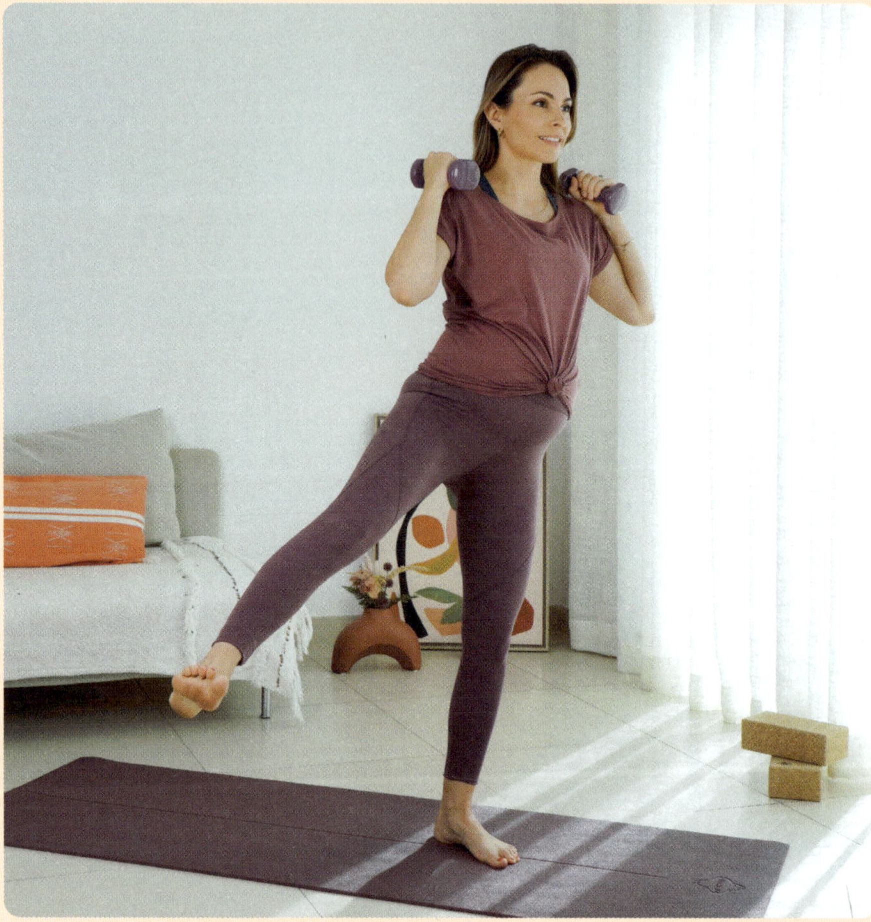

Squat rapide et abduction de la jambe

➡ **Position de départ** : debout, pieds écartés de la largeur du bassin, avec ou sans poids sur les épaules.

➡ **Mouvement** : descendez rapidement en squat, puis remontez et levez une jambe sur le côté (abduction) en expirant et en engageant votre sangle abdominale. Gardez votre buste bien stable. Alternez les jambes à chaque répétition.

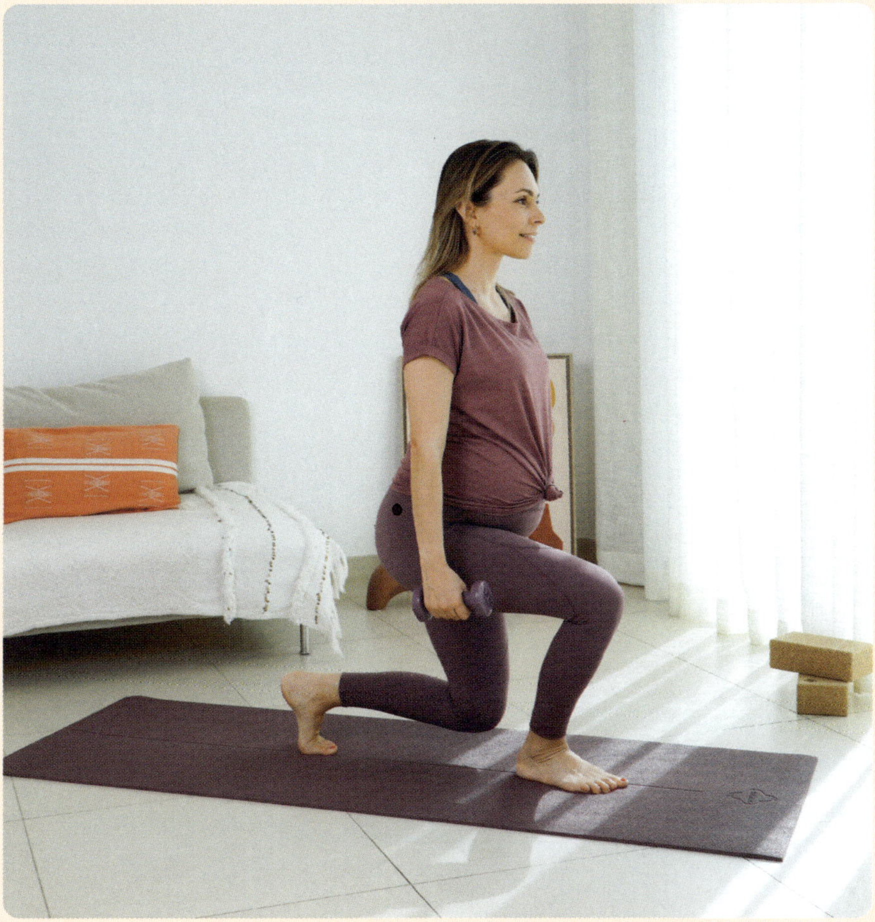

Fente arrière avec un petit écart entre les pieds

➡ **Position de départ** : debout, pieds écartés de la largeur du bassin, avec poids dans chaque main et bras le long du corps.

➡ **Mouvement** : faites un petit pas en arrière avec une jambe, en gardant un écart plus petit entre vos pieds qu'une fente classique. Descendez en fente jusqu'à ce que les deux genoux soient environ à 90 °. Revenez en position debout en poussant sur le talon avant.

Fente rapide avec lever de jambe en équilibre

➡ **Position de départ** : debout, pieds écartés de la largeur du bassin.

➡ **Mouvement** : faites un grand pas (ou un petit pas, comme sur l'exercice précédent, si vous avez mal à la symphyse pubienne) en arrière avec une jambe et descendez en fente. En remontant, levez la jambe arrière vers l'avant en équilibre, en expirant et en engageant votre sangle abdominale pour bien garder l'équilibre. Revenez en position de départ et alternez les jambes.

Aidez-vous d'une chaise si vous avez besoin de plus de stabilité.

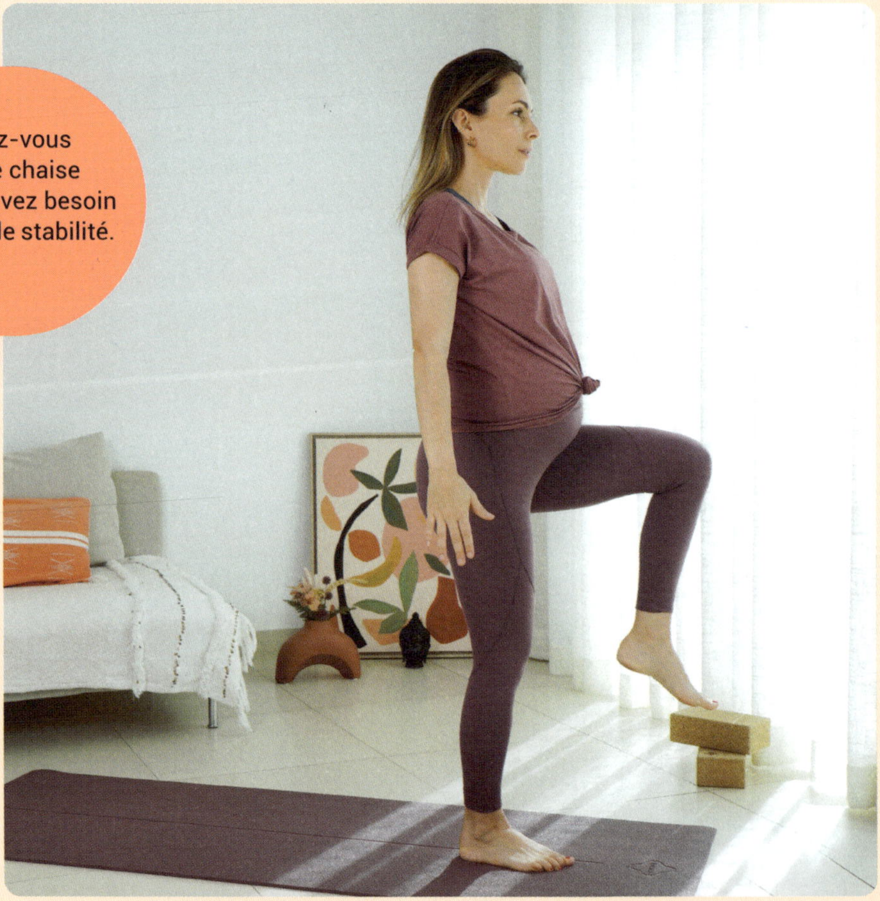

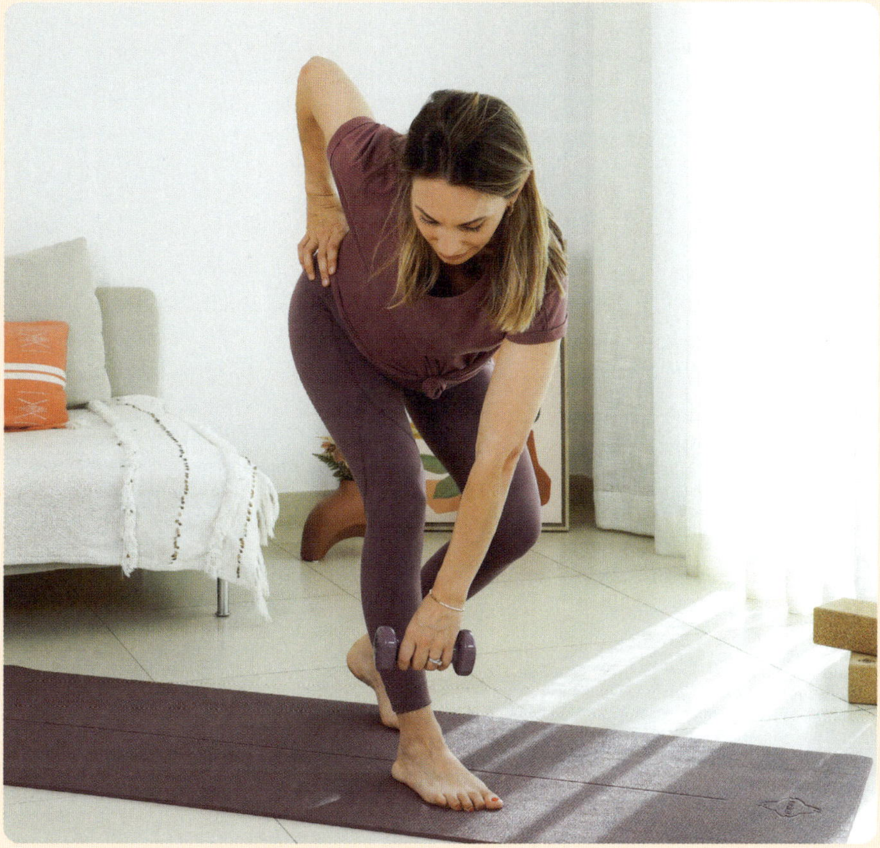

Deadlift sur une jambe

➡ **Position de départ** : debout, pieds écartés de la largeur des hanches. Placez un pied en recul et tenez un poids dans la main du même côté du pied qui est en recul. Les jambes sont tendues mais les genoux sont déverrouillés.

➡ **Mouvement** : penchez-vous vers l'avant et amenez l'haltère en direction de votre cheville opposée tout en gardant votre dos droit et votre sangle abdominale engagée. Remontez en poussant sur votre talon et en expirant. Concentrez-vous sur la stabilité de votre jambe d'appui et l'engagement de vos ischio-jambiers et fessiers.

2e TRIMESTRE

HAUT DU CORPS et sangle abdominale

Push up sur les genoux

➡ **Position de départ** : positionnez-vous en demi-planche (sur les genoux), poignets sous les épaules ❶.

➡ **Mouvement** : fléchissez les coudes pour descendre la poitrine vers le sol, en gardant la sangle abdominale engagée ❷. Poussez sur les mains en expirant pour revenir à la position de départ, en veillant à ne pas creuser le bas du dos.

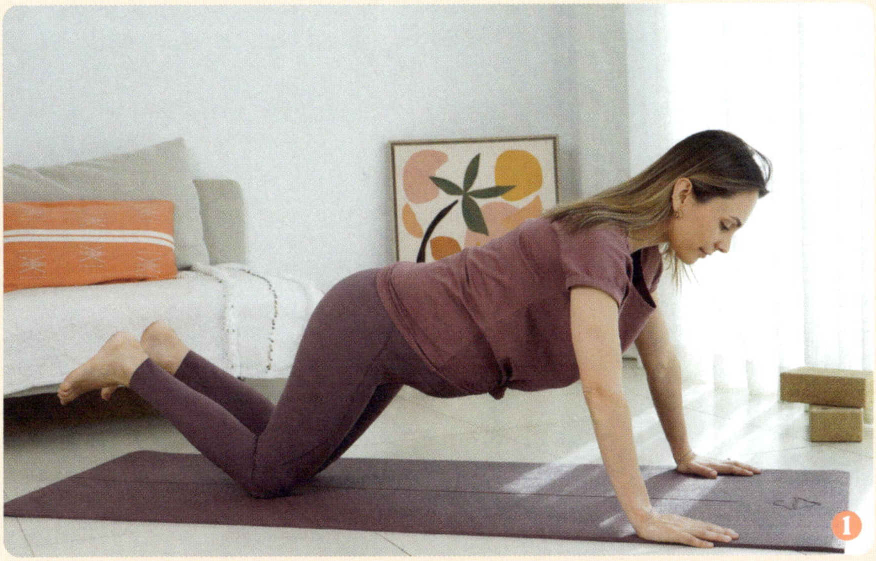
1

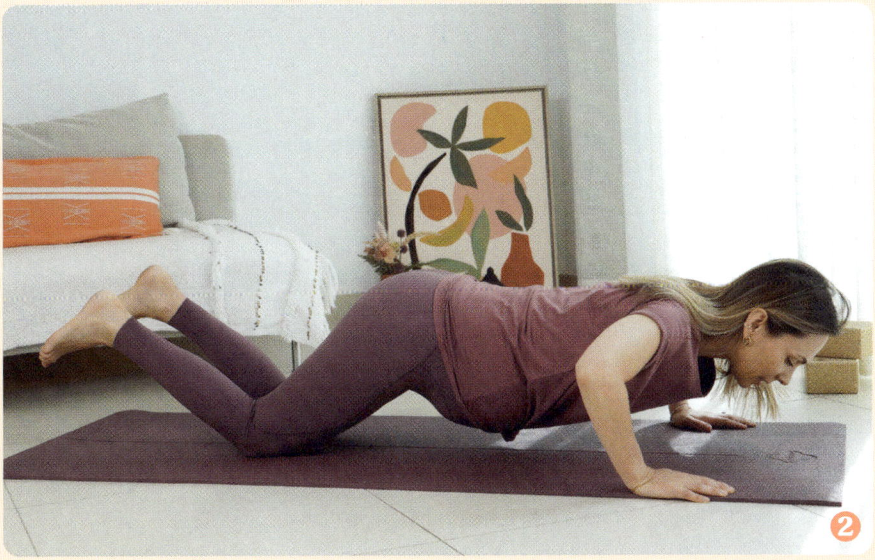
2

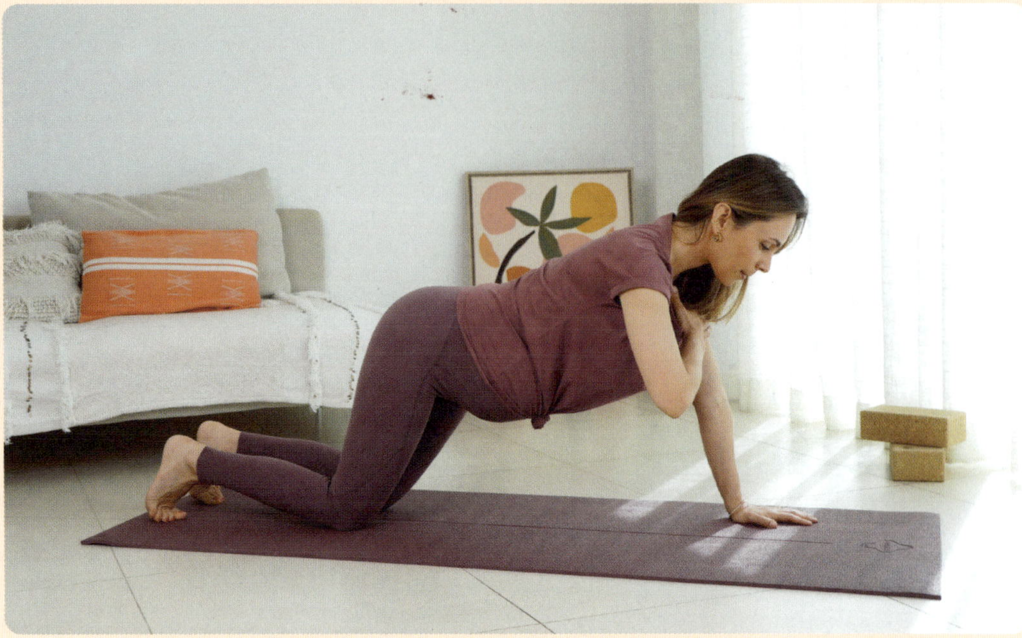

Planche touche épaule

➡ **Position de départ** : positionnez-vous en demi-planche (sur les genoux), mains sous les épaules.

➡ **Mouvement** : touchez l'épaule opposée avec une main en expirant et en essayant de garder le bassin stable. Alternez les côtés.

Élévation bras et genou debout

➡ **Position de départ** : debout, pieds écartés de la largeur du bassin, haltères tenus dans chaque main au niveau des épaules.

➡ **Mouvement** : pressez un haltère au-dessus de la tête tout en levant le genou de la jambe opposée, en expirant et en engageant votre transverse. Répétez de l'autre côté.

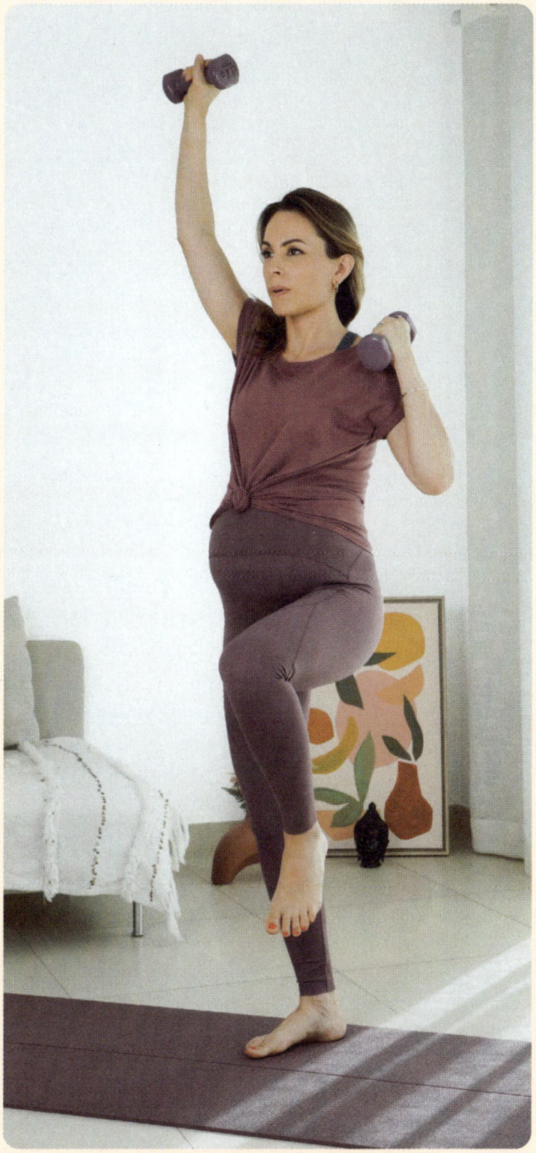

Tirage à genoux

➡ **Position de départ** : mettez-vous en position de demi-planche (sur les genoux), les deux mains au sol avec un haltère dans chaque main. La sangle abdominale est engagée.

➡ **Mouvement** : tirez l'haltère vers le dessous de bras en gardant le coude près du corps et en engageant bien l'omoplate, puis revenez à la position de départ. Alternez les bras.

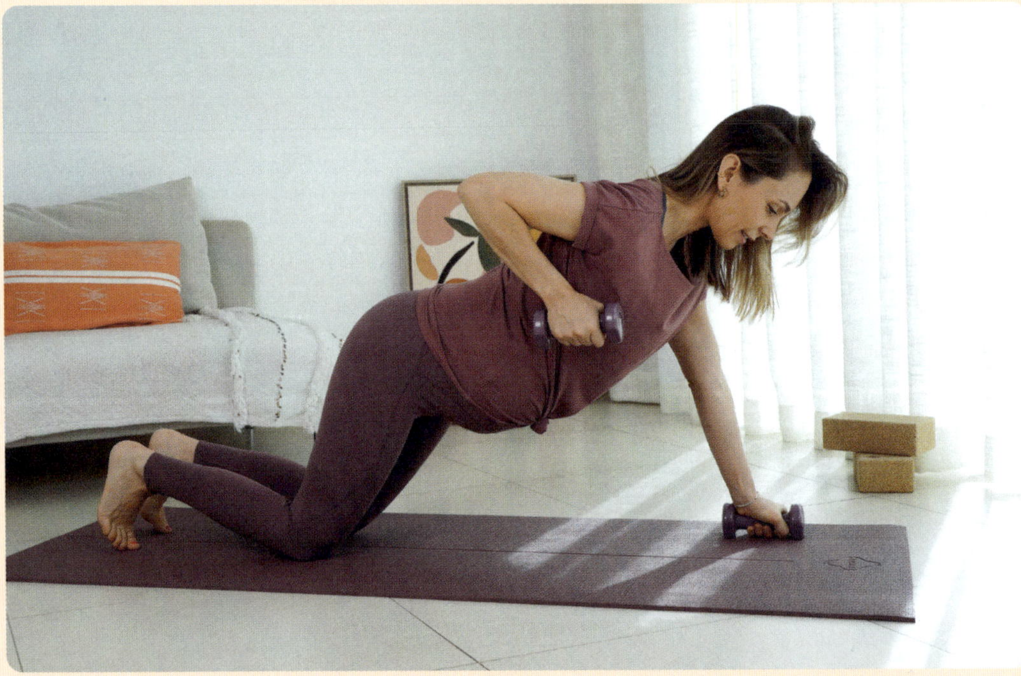

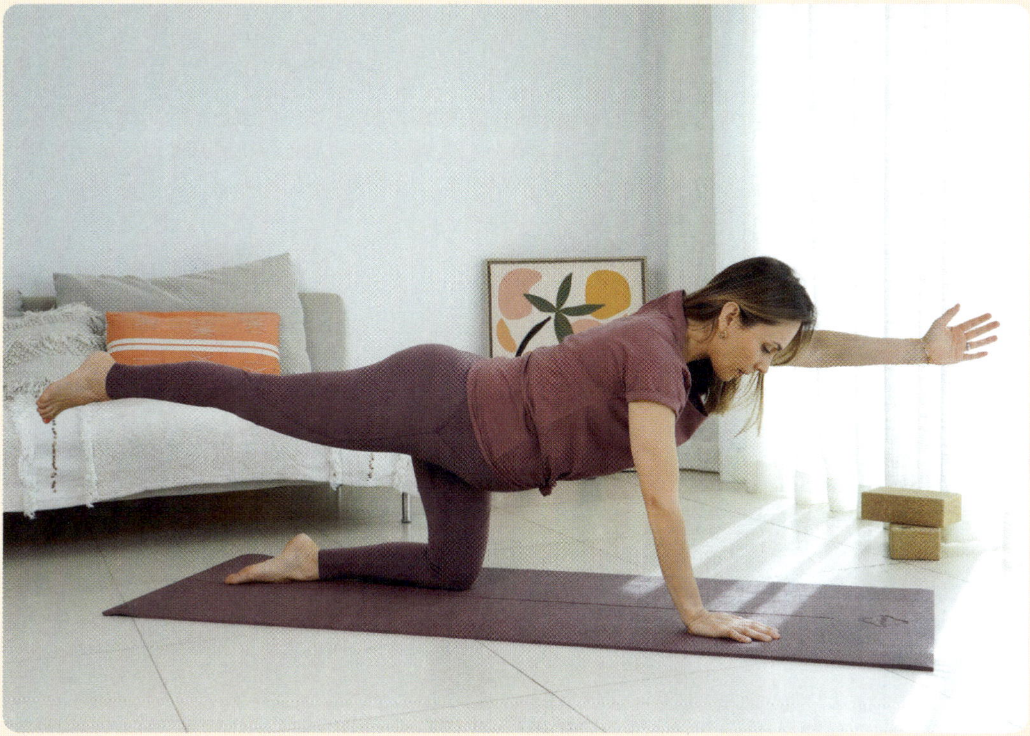

Extension bras et jambe opposés

➡ **Position de départ** : mettez-vous à quatre pattes, mains alignées sous les épaules, genoux alignés sous les hanches.

➡ **Mouvement** : étendez le bras et la jambe opposés en même temps en expirant et en engageant votre sangle abdominale et votre périnée. Revenez à la position de départ et alternez les côtés.

2e TRIMESTRE

TOTAL body

Squat et élévation devant

➡ **Position de départ** : debout, pieds écartés de la largeur du bassin, l'haltère est tenu à deux mains entre les jambes.

➡ **Mouvement** : descendez en squat 1, puis remontez en poussant sur les talons et en levant les bras devant vous au niveau de vos épaules 2.

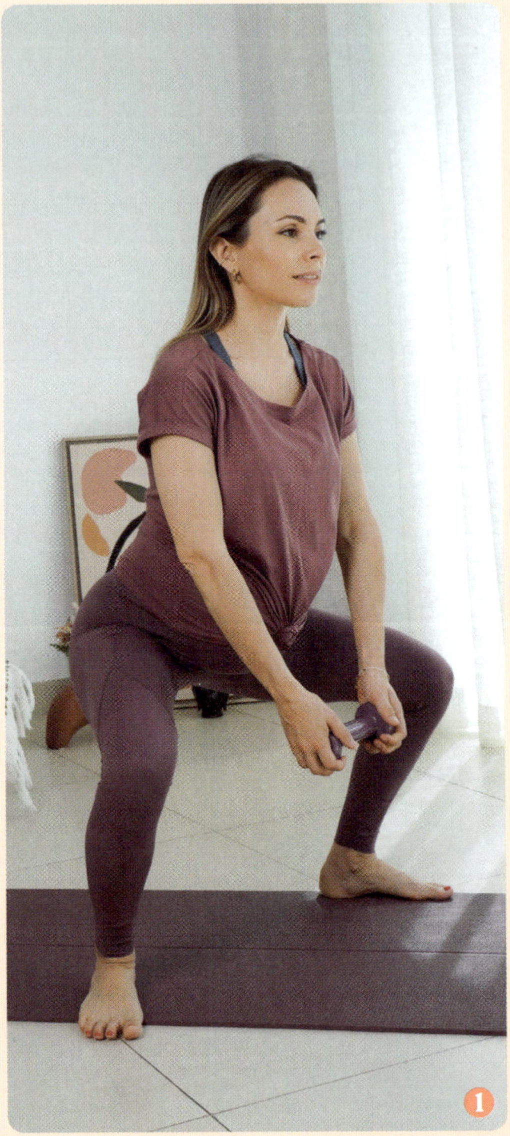
1

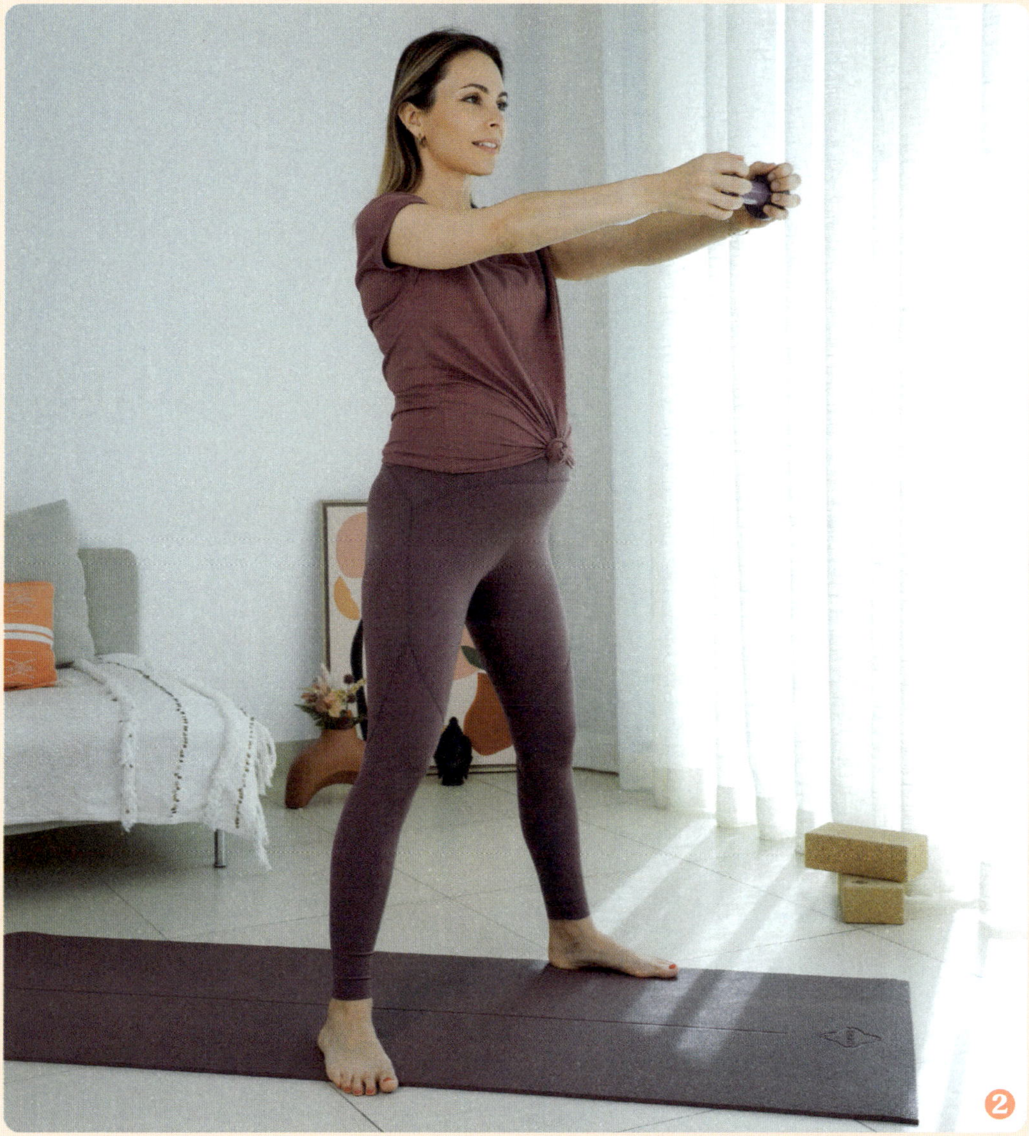
2

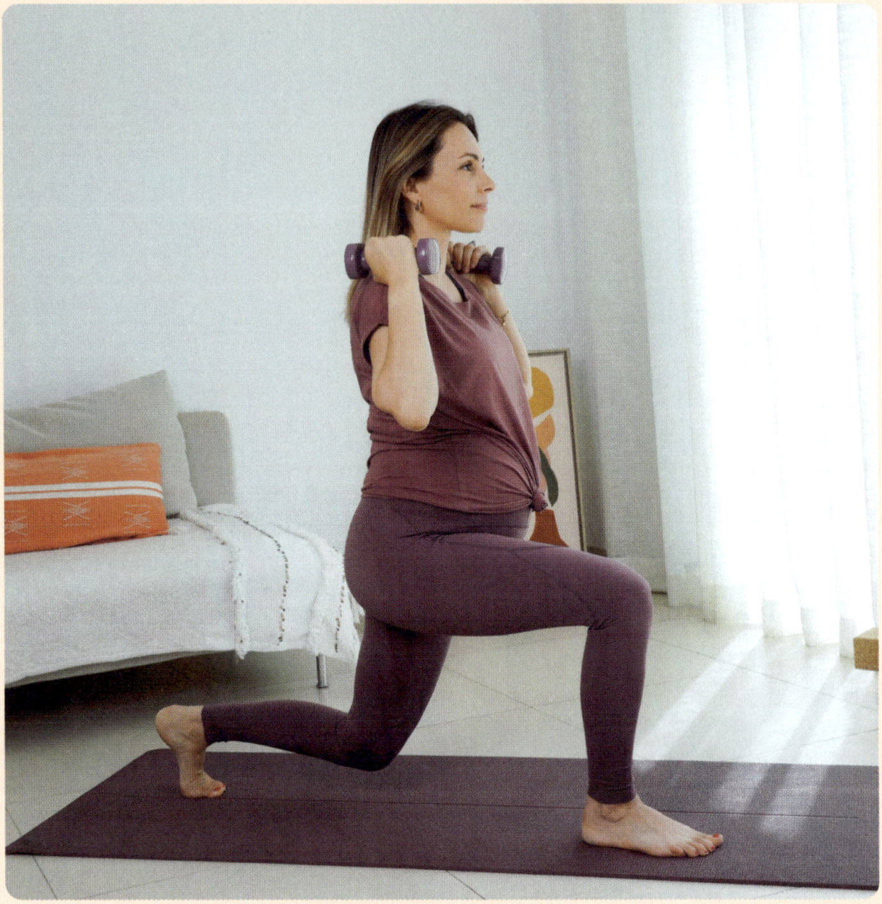

Fente avec poids sur les épaules

➡ **Position de départ** : debout, pieds écartés de la largeur du bassin, poids dans chaque main au niveau des épaules.

➡ **Mouvement** : faites un grand pas en arrière (ou plus petit si vous avez mal à la symphyse pubienne) avec une jambe et descendez en fente jusqu'à ce que les deux genoux soient à 90 °. Revenez en position debout en poussant sur le talon avant et tout en expirant.

Triceps extension

➡ **Position de départ** : debout ou à genoux, penchez le buste vers l'avant avec le dos droit, haltères tenus dans chaque main et les bras le long du corps.

➡ **Mouvement** : fléchissez les coudes, puis étendez-les derrière le buste en engageant les triceps. Revenez les bras le long du corps.

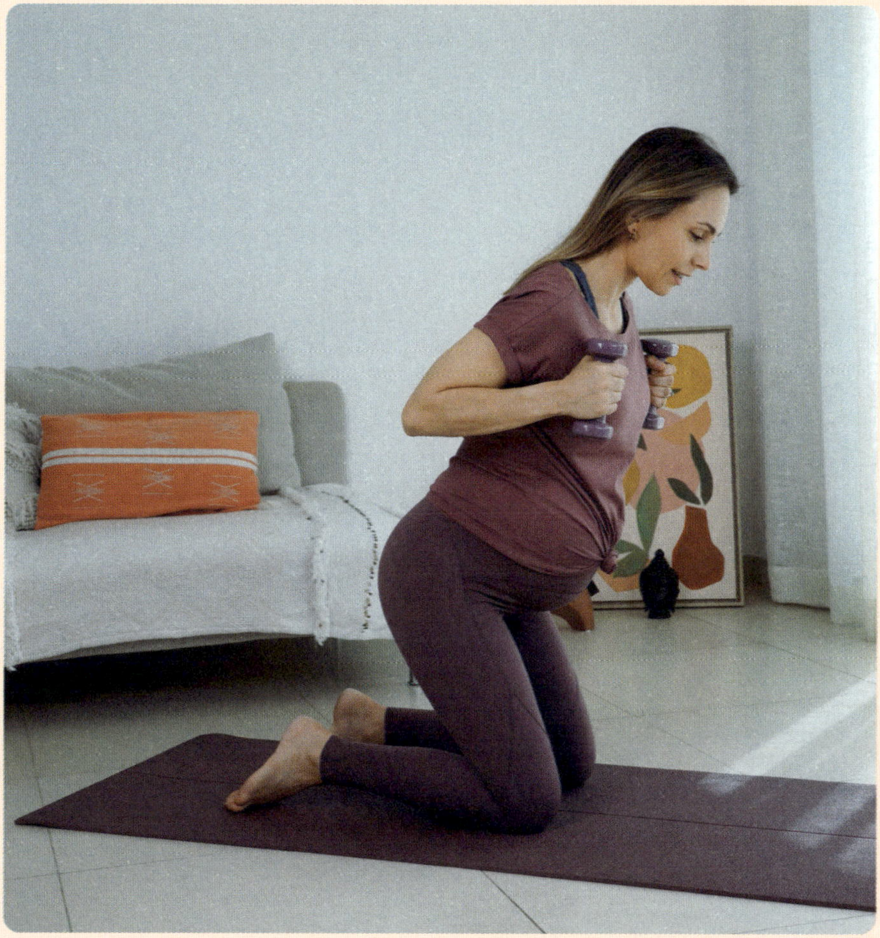

Élévation des bras à quatre pattes

➡ **Position de départ** : mettez-vous à quatre pattes, genoux sous les hanches, mains sous les épaules avec haltères.

➡ **Mouvement** : levez l'haltère au-dessus de la tête en expirant, en gardant le bras tendu. Revenez à la position de départ. Changez de bras.

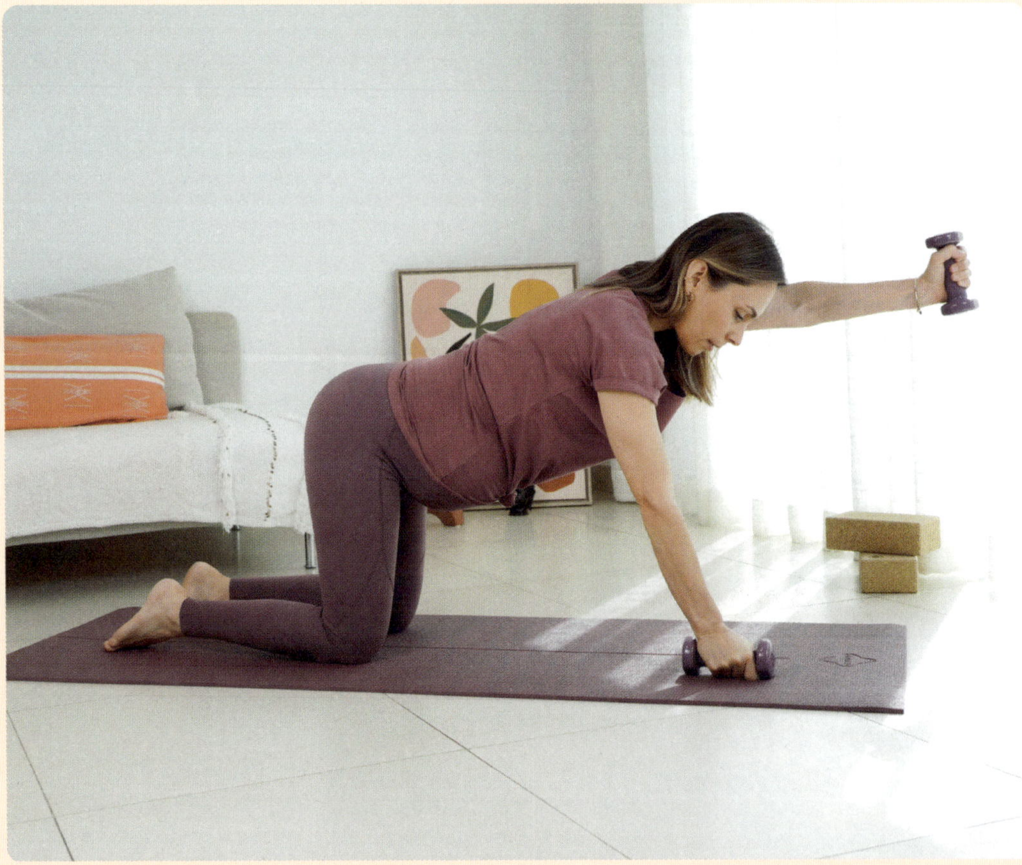

Planche sur le côté

➡ **Position de départ** : mettez-vous en planche latérale, un avant-bras au sol directement sous l'épaule, l'autre bras le long du corps ou levé vers le plafond, et les pieds empilés l'un devant l'autre ou posez-vous sur un genou pour plus de stabilité.

➡ **Mouvement** : maintenez la position en respirant de manière fluide, en gardant le corps aligné et en engageant votre sangle abdominale.

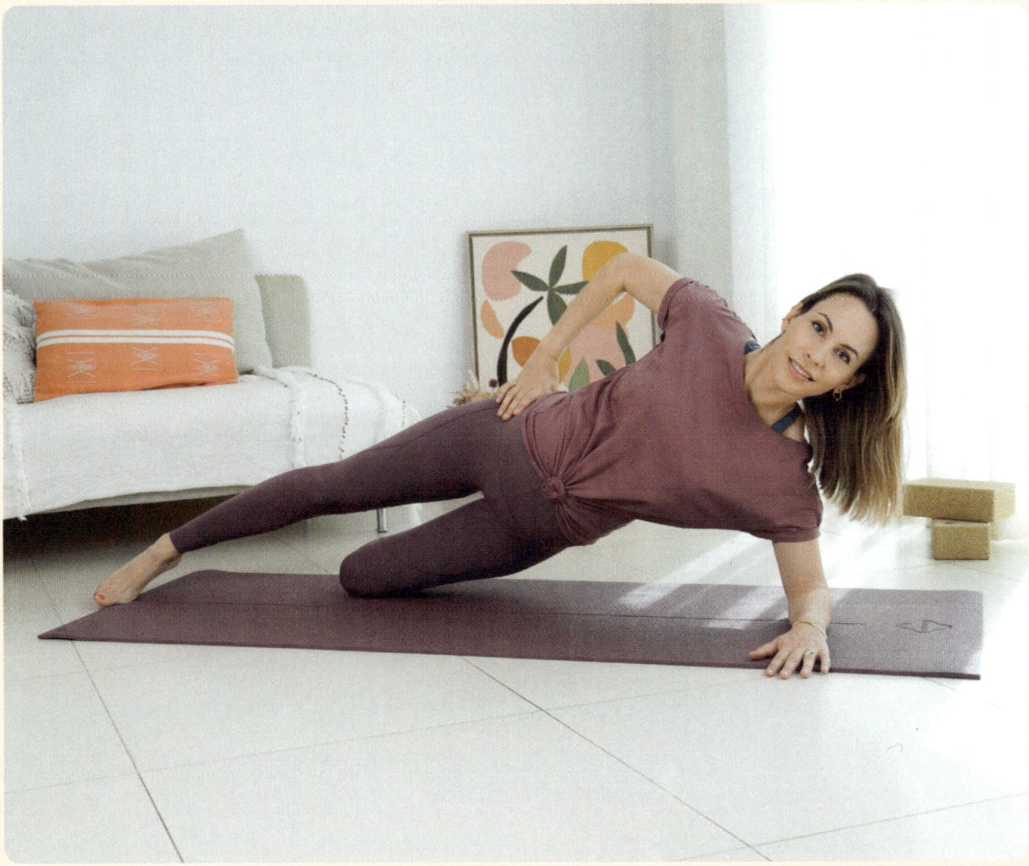

3e TRIMESTRE

BAS du corps

Pour ce troisième trimestre, vous allez privilégier des mouvements qui permettent de continuer à rester forte et d'éviter certains inconforts dus à votre ventre qui grossit. Une attention particulière sera portée vers la 34e semaine sur l'ouverture du bassin et le relâchement du périnée.

Squat classique

➡ **Position de départ** : tenez-vous debout, les pieds plus écartés que la largeur de vos épaules pour laisser de la place à votre ventre et les orteils légèrement tournés vers l'extérieur. Tenez un haltère dans chaque main au niveau des épaules.

➡ **Mouvement** : descendez en pliant les genoux et les hanches, comme si vous alliez vous asseoir. Poussez sur les talons pour revenir à la position debout en contractant les fessiers. Inspirez en descendant et expirez en remontant tout en aspirant votre périnée et en engageant votre transverse. Maintenez bien le poids de votre corps dans vos talons et gardez le dos droit.

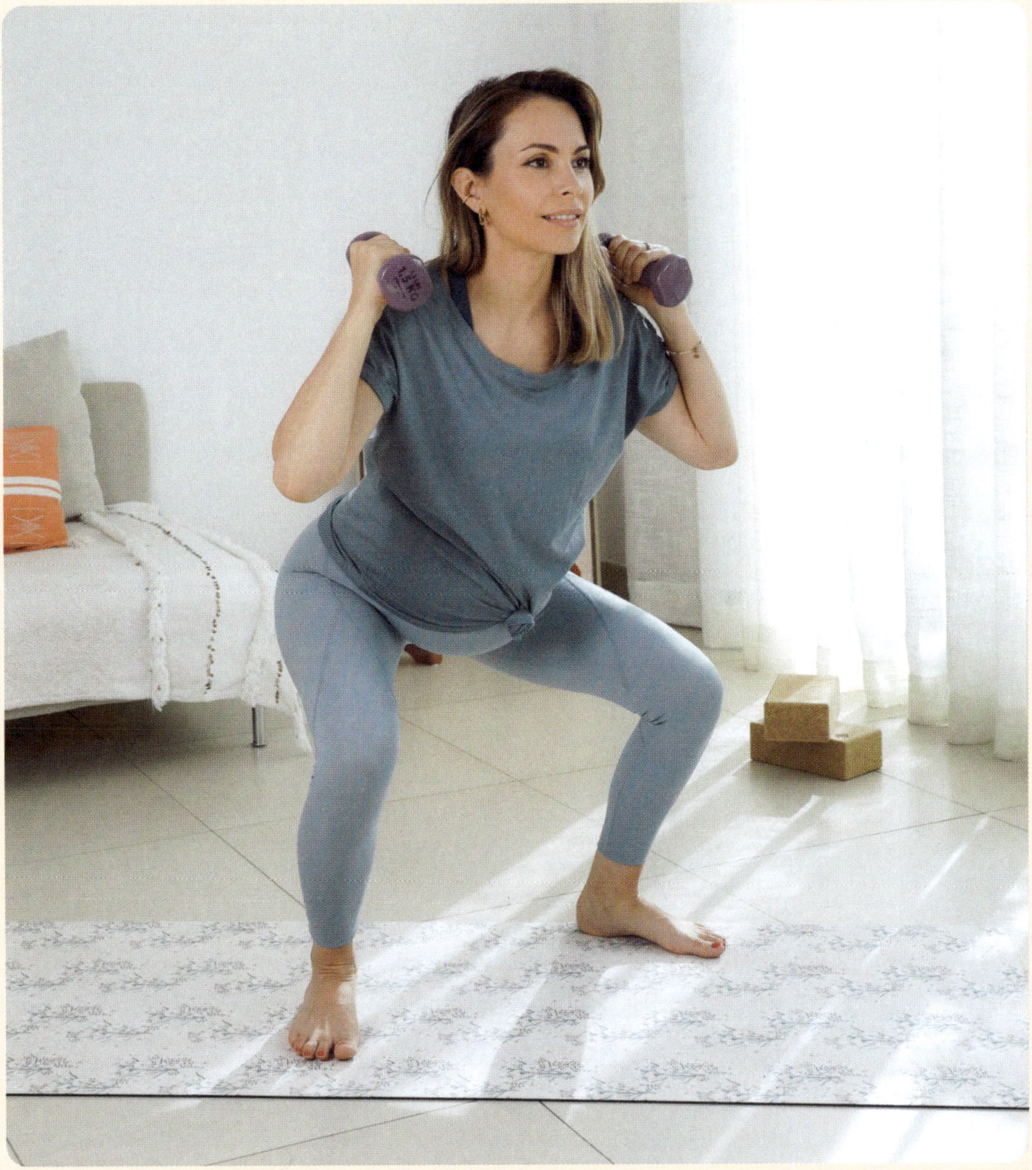

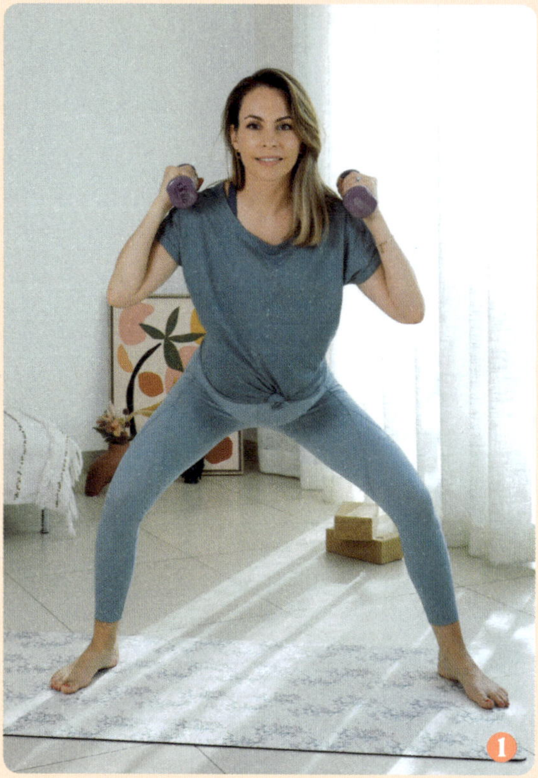

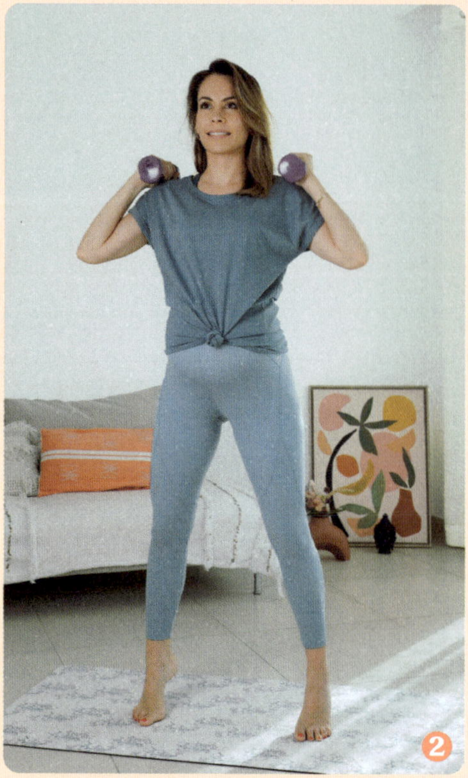

Walking squat

➡ **Position de départ** : debout, pieds écartés de la largeur du bassin, poids dans chaque main au niveau des épaules.

➡ **Mouvement** : descendez en squat 1 et déplacez-vous latéralement d'un bout à l'autre du tapis en restant en position de squat (vous ramenez votre pied droit près de votre pied gauche, puis vous déplacez à nouveau votre pied gauche et ramenez votre pied droit, et ainsi de suite. Puis en repartant de l'autre côté du tapis, vous déplacez votre pied droit et ramenez votre pied gauche à chaque fois). À chaque bout du tapis, remontez en position debout en poussant sur les talons et éventuellement en montant sur la pointe des pieds 2, puis redescendez et recommencez.

Side lunge (fente latérale)

➡ **Position de départ** : debout, pieds écartés de la largeur du bassin, les mains rapprochées tenant chacune un haltère.

➡ **Mouvement** : effectuez un grand pas sur le côté avec une jambe et descendez en fente latérale en gardant l'autre jambe tendue. Revenez à la position de départ. Changez de jambe à chaque série.

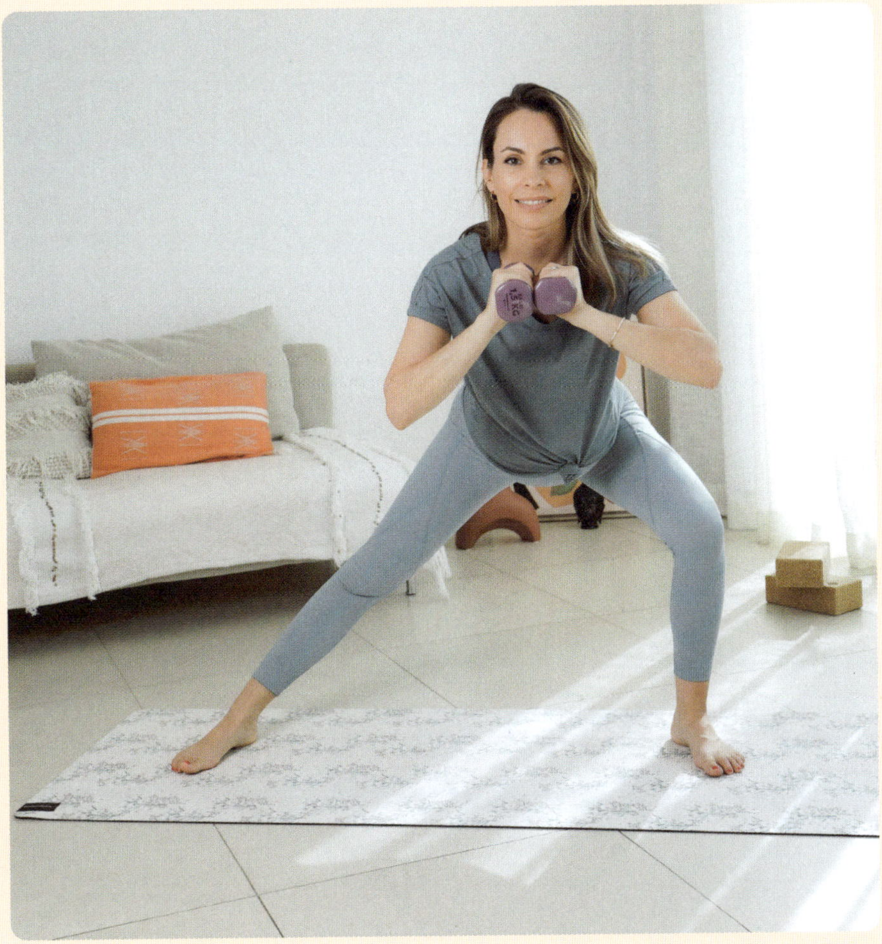

Presse avec balle de Pilates à genoux

➡ **Position de départ** : à genoux, pieds écartés de la largeur du bassin, une balle de Pilates ou un coussin tenu entre les mains devant la poitrine.

➡ **Mouvement** : asseyez-vous sur les talons ❶, puis remontez en position à genoux tout en pressant la balle et en expirant ❷, sans oublier d'engager la sangle abdominale et le plancher pelvien. Revenez à la position de départ en relâchant la pression exercée sur la balle.

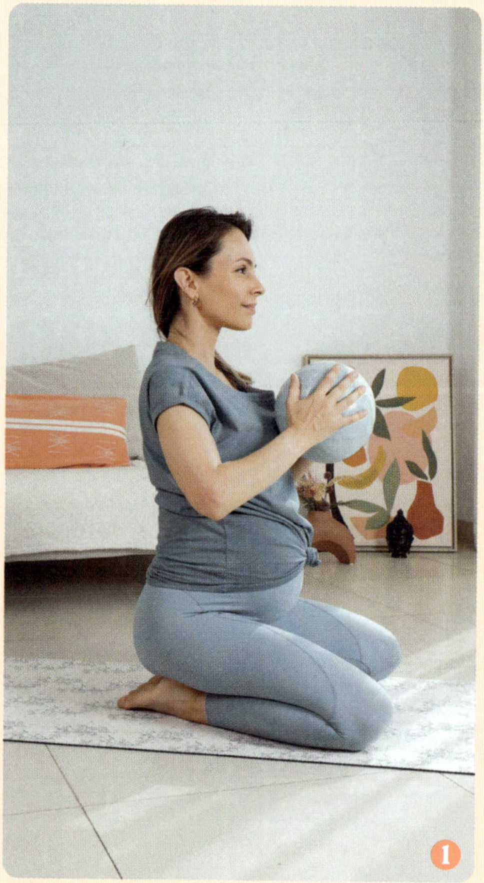

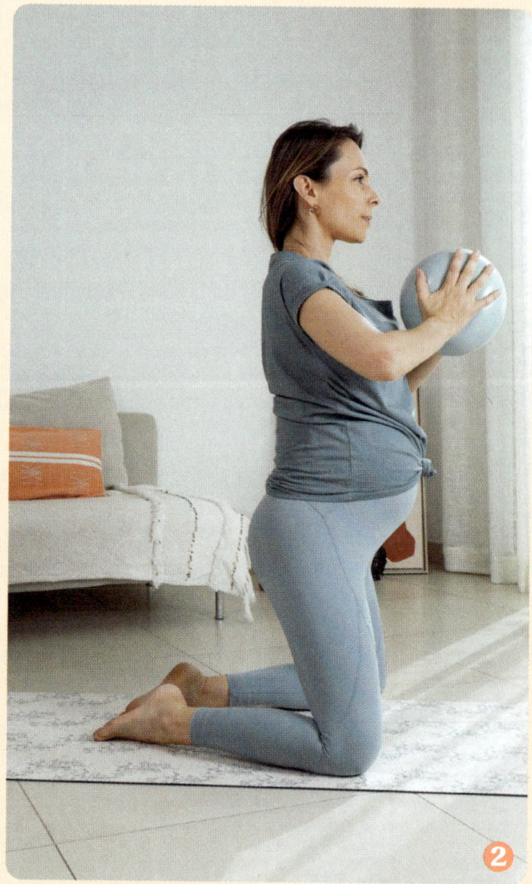

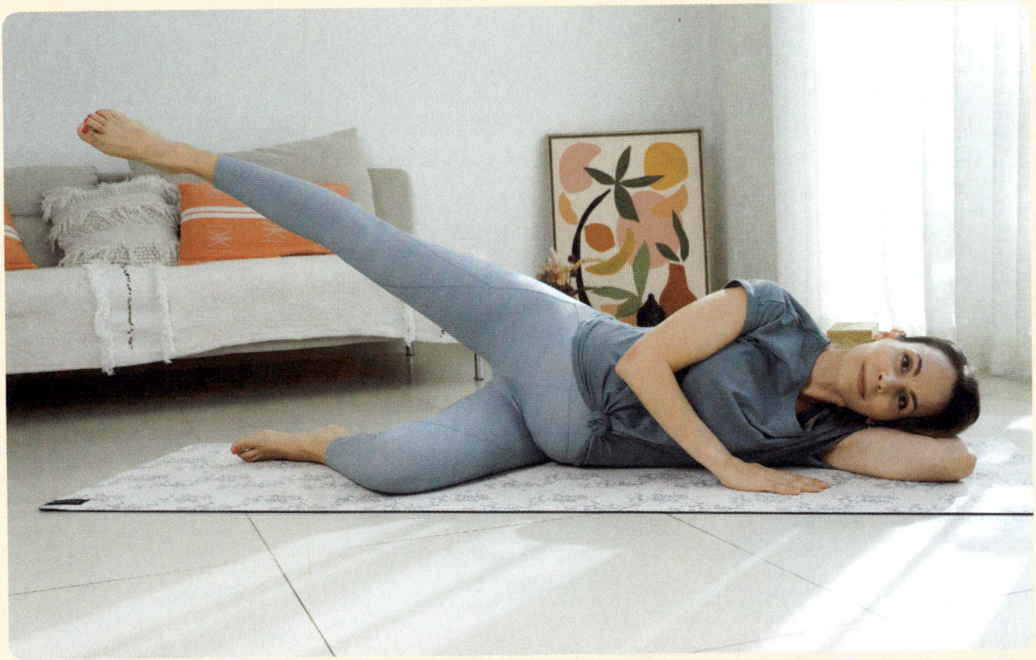

Élévation de la jambe sur le côté

➡ **Position de départ** : allongée sur le flanc, jambes tendues ou la jambe au sol repliée et celle supérieure tendue, tête reposant sur le bras inférieur.

➡ **Mouvement** : levez la jambe supérieure en ayant le pied flex si possible et le genou tendu, puis abaissez la jambe sans toucher l'autre. Changez de jambe à chaque série.

3e TRIMESTRE

HAUT DU CORPS et sangle abdominale

Élévation latérale

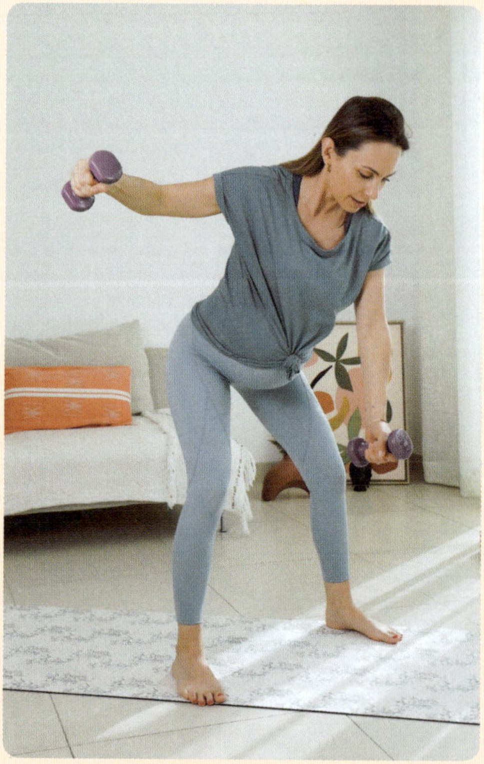

➡ **Position de départ** : debout, tenez un haltère dans chaque main en direction du sol. Pliez légèrement les genoux et inclinez votre buste vers l'avant à partir des hanches, tout en gardant le dos droit.

➡ **Mouvement** : sur l'expiration, levez un bras latéralement jusqu'à ce qu'il atteigne la hauteur des épaules, en maintenant une légère flexion des coudes et en stabilisant votre tronc. Engagez bien votre dos et votre sangle abdominale pendant le mouvement, puis revenez à la position de départ en inspirant, tout en contrôlant la descente. Recommencez de l'autre côté.

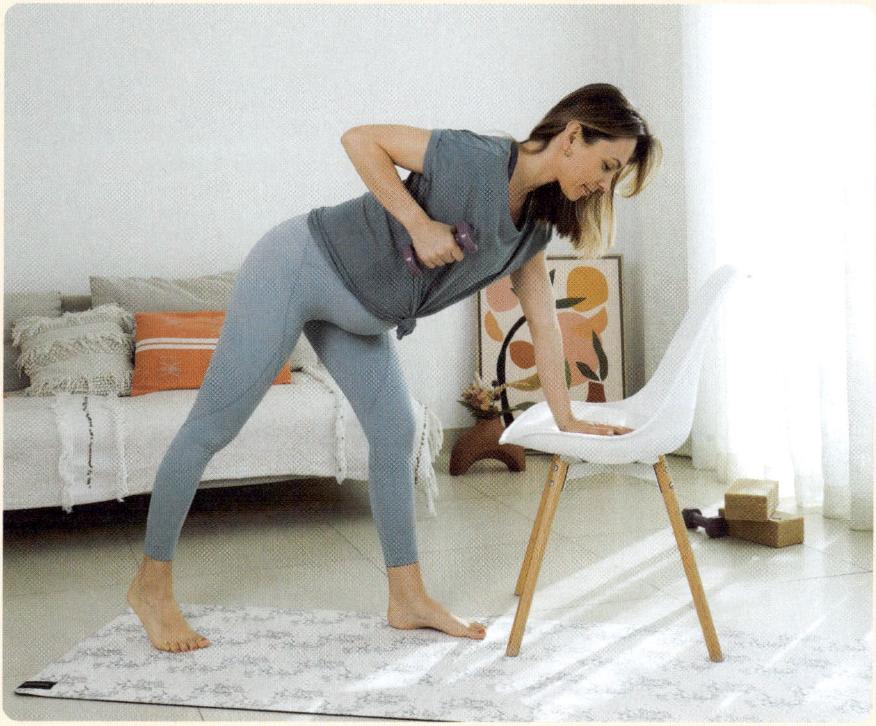

Tirage avec chaise

➡ **Position de départ** : face à une chaise, les pieds écartés de la largeur des hanches. Placez votre main gauche sur la chaise pour stabiliser votre corps, et tenez un haltère dans votre main droite. Inclinez légèrement votre buste vers l'avant en gardant le dos droit et engagez vos abdominaux pour protéger votre bas du dos.

➡ **Mouvement** : tirez l'haltère vers votre aisselle, en pliant le coude, de façon à rapprocher votre main de votre taille. Concentrez-vous sur la contraction de votre dos en haut du mouvement, puis redescendez lentement en contrôlant le poids. Gardez votre coude proche du corps tout au long du mouvement et assurez-vous de ne pas tourner les épaules ou les hanches. Répétez l'exercice en changeant de côté à chaque série.

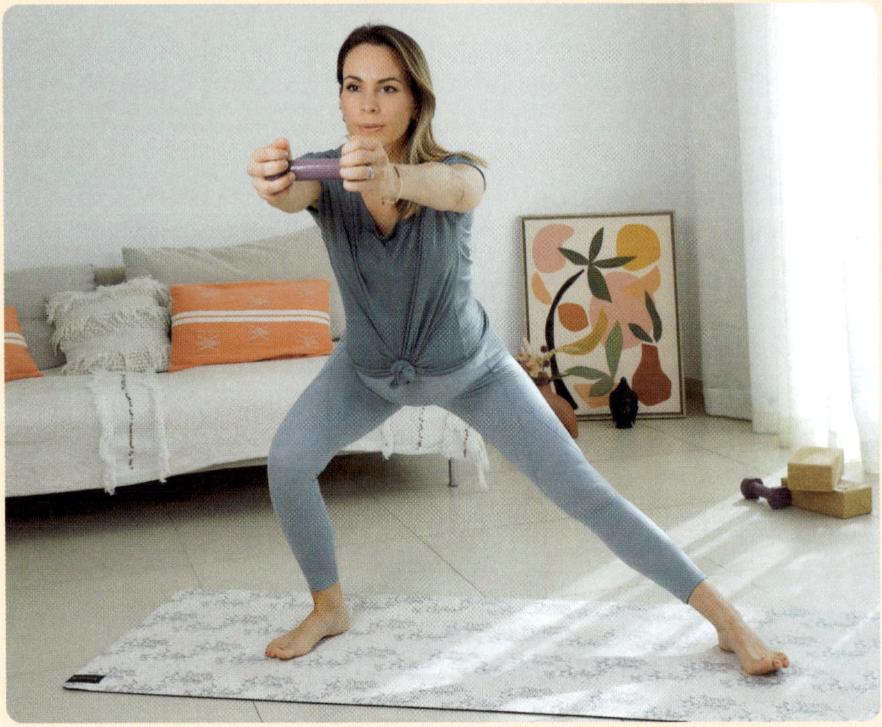

Fente de côté et élévation frontale

➡ **Position de départ** : placez-vous debout, les pieds plus écartés que la largeur des épaules. Tenez un petit haltère entre vos jambes.

➡ **Mouvement** : descendez en position de fente sur le côté en pliant le genou tout en élevant le poids devant vous. Veillez à engager la sangle abdominale sur la montée de l'haltère tout en expirant. Revenez en position de départ en poussant sur votre talon. Répétez de l'autre côté.

Squat et rétraction

➡ **Position de départ** : debout, les pieds écartés de la largeur des hanches et les orteils légèrement tournés vers l'extérieur. Pliez les bras vers l'arrière, en rapprochant vos omoplates l'une vers l'autre. Le dos est droit, le regard droit devant, et vous engagez la sangle abdominale 1.

➡ **Mouvement** : inspirez et pliez les genoux pour descendre en position de squat en étendant vos bras devant vous 2. Expirez et poussez ensuite sur les talons pour remonter en ramenant les bras pliés vers l'arrière et en veillant à engager la sangle abdominale et le plancher pelvien.

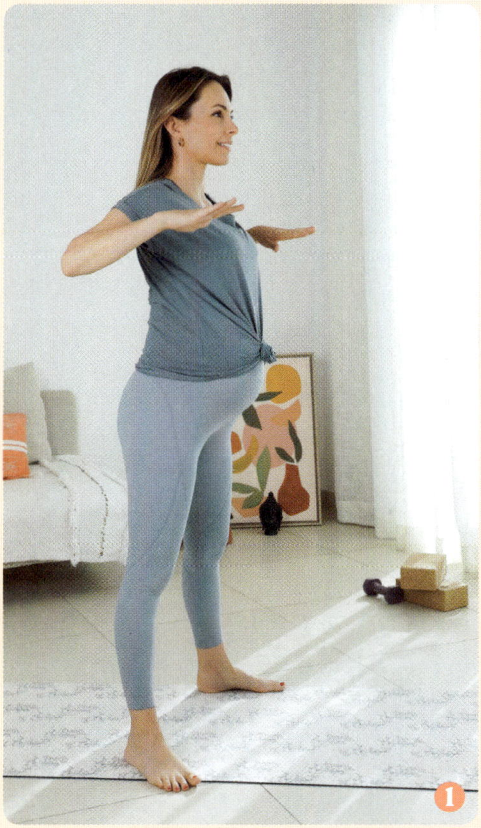
1

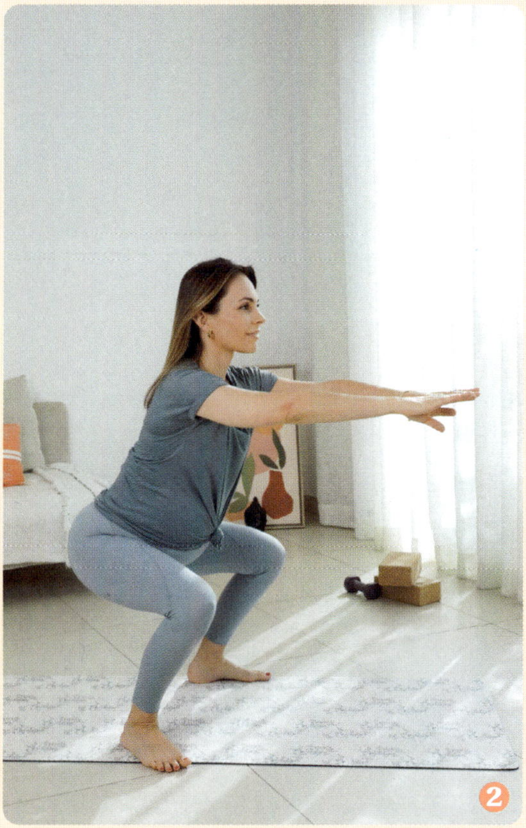
2

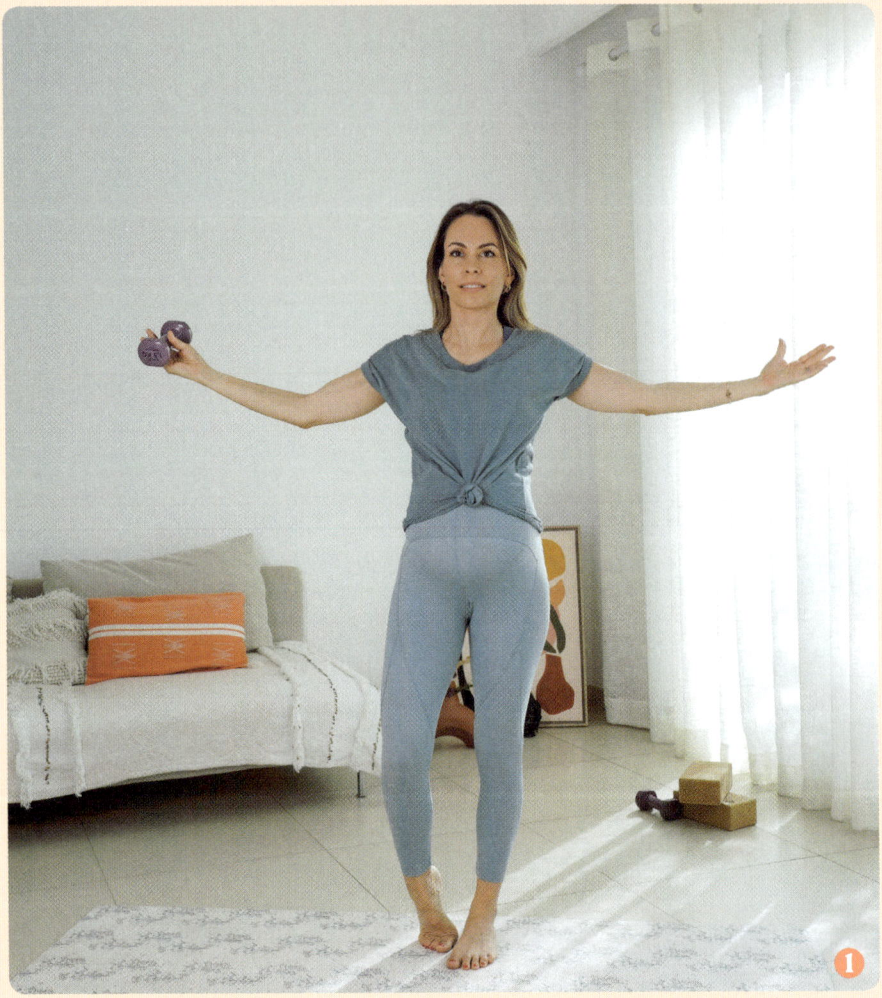

Passage d'haltère au-dessus de la tête

➡ **Position de depart** : debout, un pied bien ancré au sol et l'autre un peu décalé sur la pointe de pied. Tenez un poids dans une main le long de votre corps. Soyez bien droite et regardez droit devant vous.

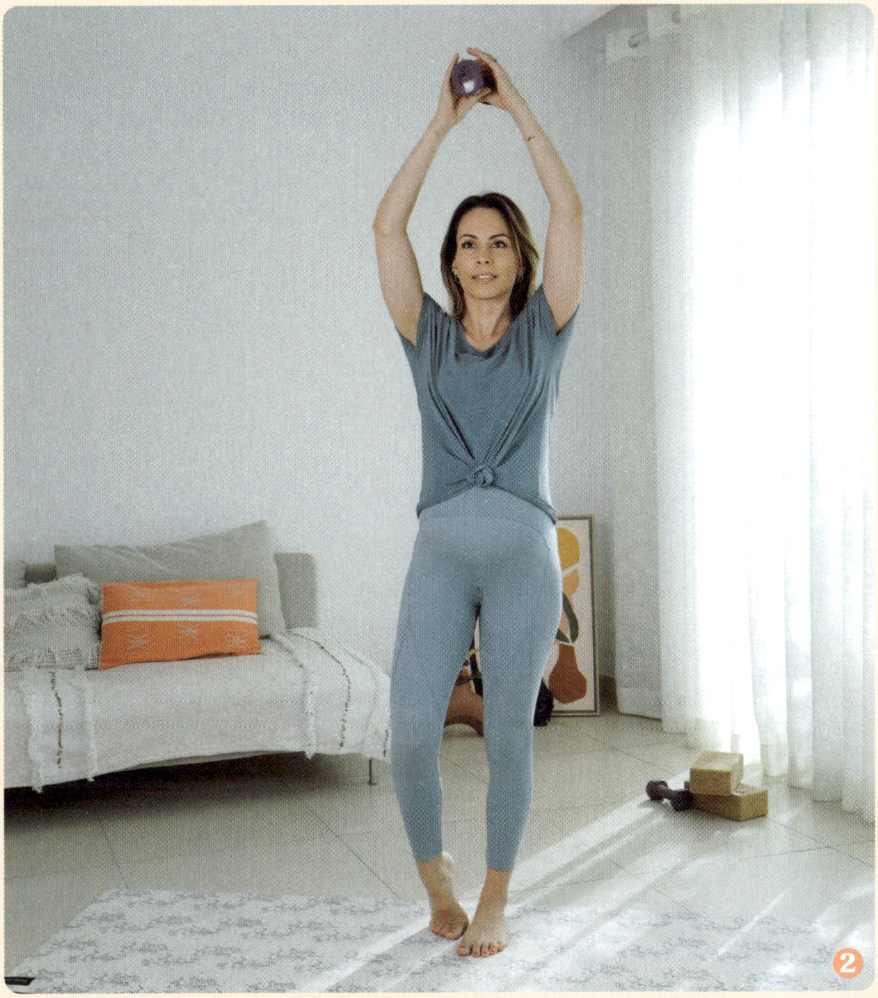

➡ **Mouvement** : sur l'expiration, montez le poids 1 au-dessus de votre tête pour l'attraper avec votre main opposée 2 et le faire redescendre en inspirant. Veillez à bien engager votre sangle abdominale sur l'expiration ainsi que votre plancher pelvien.

3e TRIMESTRE

TOTAL body

Squat et overhead press alterné

➡ **Position de départ** : debout, pieds écartés de la largeur du bassin, haltères sur les épaules.

➡ **Mouvement** : descendez en squat 1, puis sur la remontée, poussez les haltères alternativement au-dessus de la tête en expirant 2. Revenez à la position de départ avec les haltères sur les épaules.

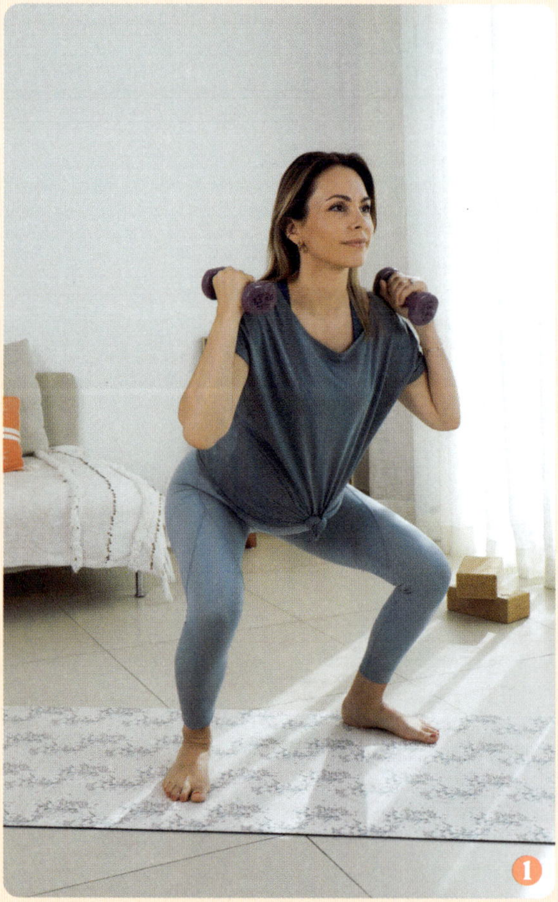

1

Levez les haltères alternativement en tournant les paumes vers l'extérieur.

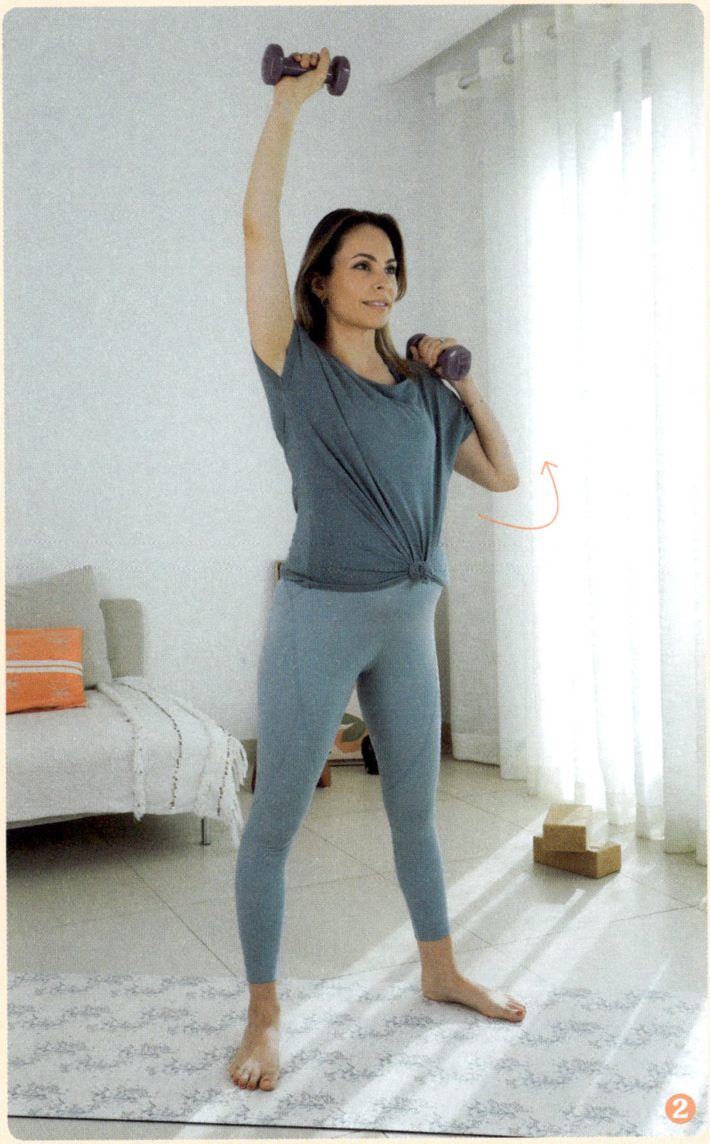

Deadlift avec appui

➡ **Position de départ** : debout, pieds écartés de la largeur du bassin, une main s'appuyant sur une chaise pour l'équilibre et l'autre main tenant un haltère.

➡ **Mouvement** : poussez les hanches vers l'arrière en gardant le dos droit et les genoux légèrement fléchis, puis descendez l'haltère le long de la jambe d'appui tout en levant derrière l'autre jambe. Revenez en position debout, en poussant sur le talon de la jambe d'appui. Veillez à garder le bassin stable. Alternez les jambes à chaque répétition.

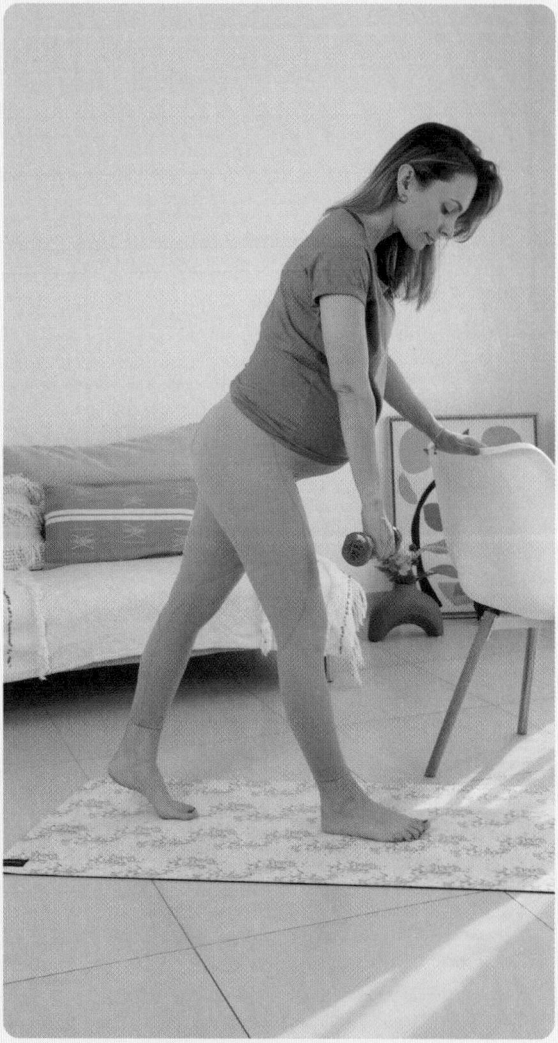

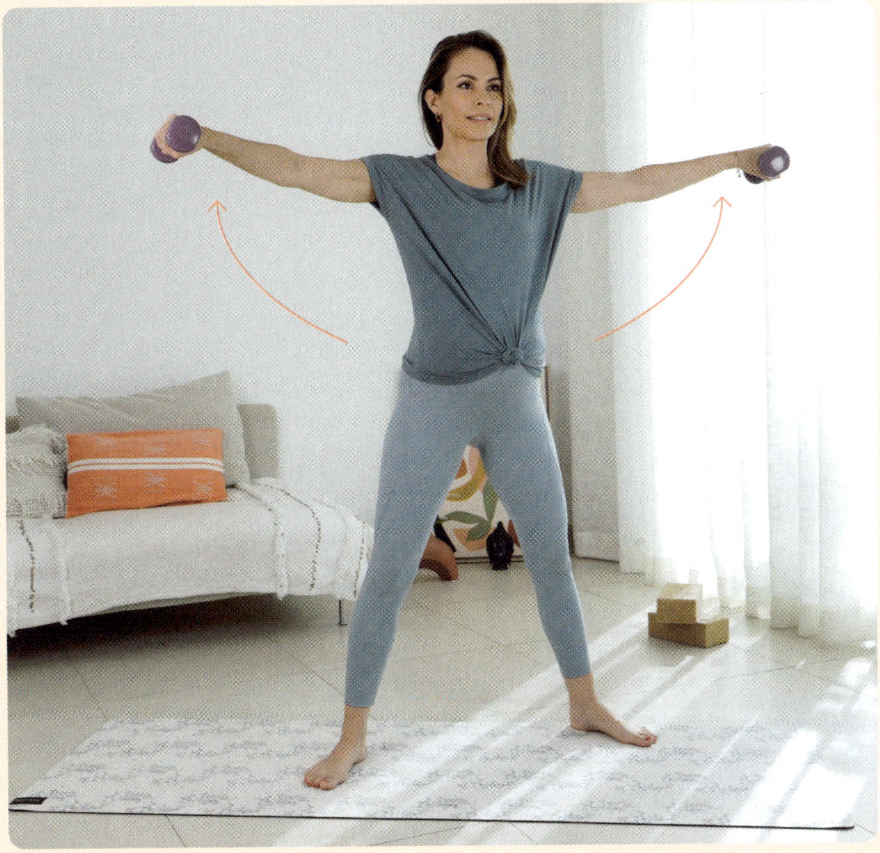

Élévation latérale des bras

➡ **Position de départ** : debout, les pieds écartés de la largeur des épaules, les bras le long du corps avec un haltère dans chaque main. Les paumes sont tournées vers l'intérieur, près des cuisses. Gardez le dos droit et les épaules détendues.

➡ **Mouvement** : en expirant, levez lentement les bras sur les côtés jusqu'à ce qu'ils atteignent la hauteur des épaules, les coudes légèrement fléchis. Maintenez la position une seconde, puis redescendez les bras en contrôlant le mouvement.

Triceps to biceps curl à genoux

➡ **Position de départ** : à genoux, le dos droit, les genoux et les tibias au sol, les bras le long du corps avec un haltère dans chaque main.

➡ **Mouvement** : penchez le buste vers l'avant et effectuez une extension des triceps en étendant les bras vers l'arrière ①. Gardez le dos et la tête alignés. Redressez le buste et enchaînez avec un biceps curl en levant l'haltère vers l'épaule alternativement ②.

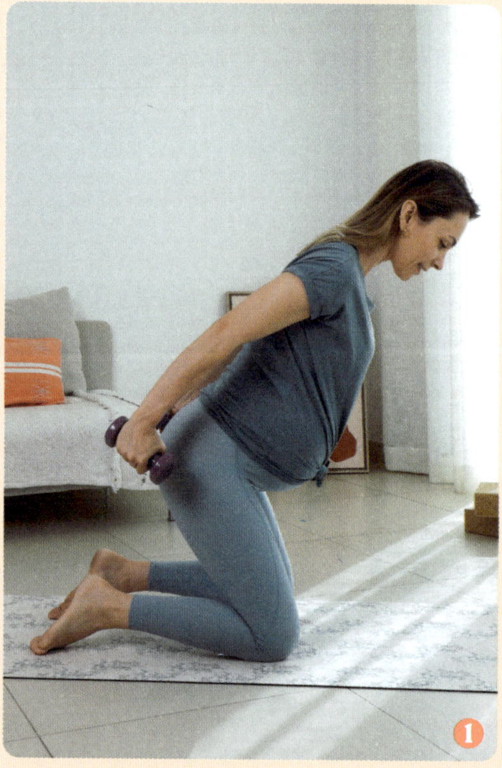

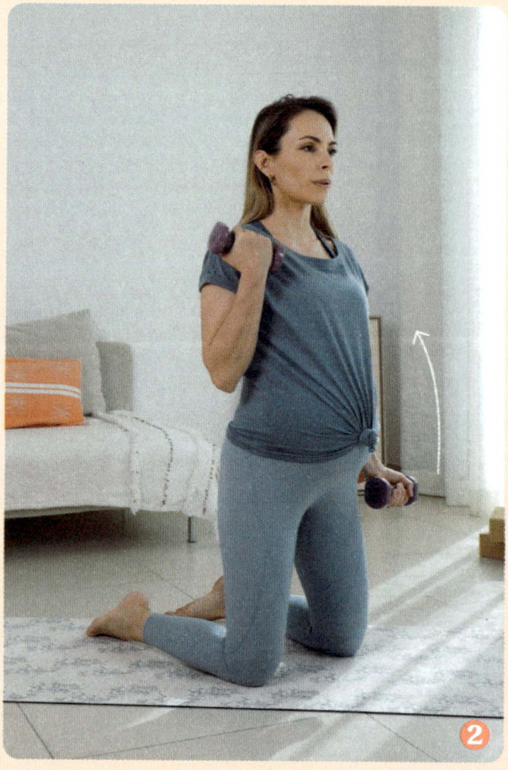

Levez les haltères l'un après l'autre vers les épaules en tournant les paumes vers l'intérieur.

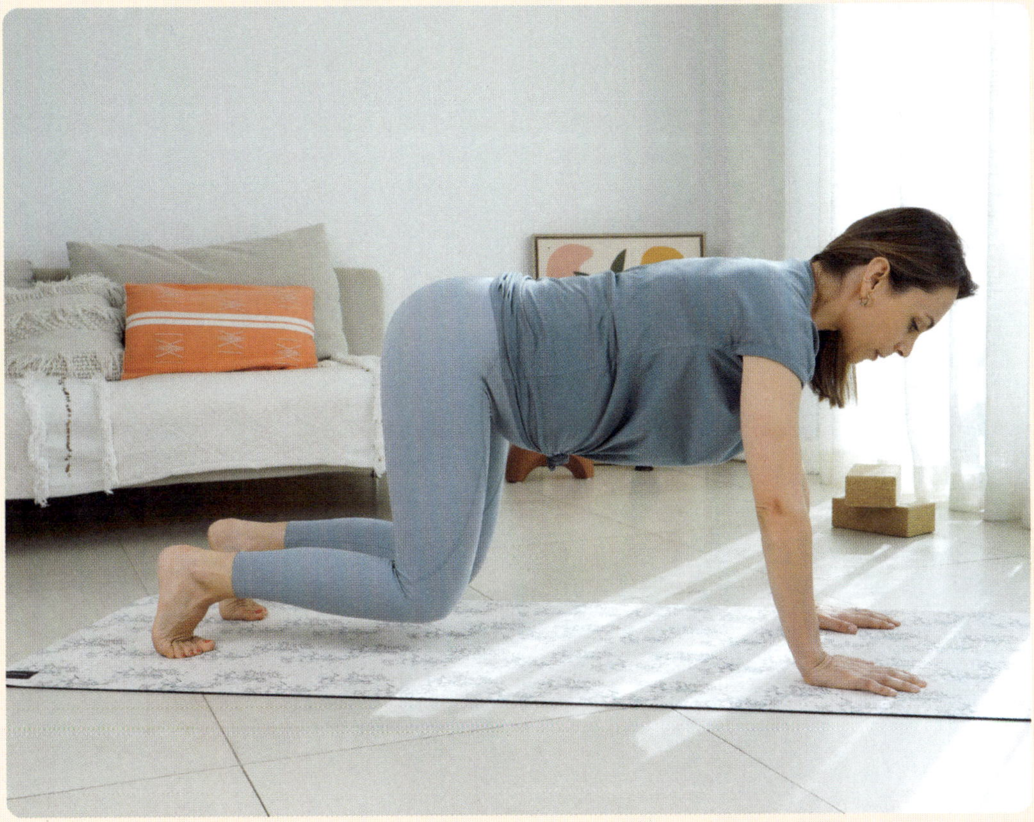

Planche de l'ours

➡ **Position de départ** : à quatre pattes, les mains alignées sous les épaules et les genoux sous les hanches. Le dos est droit et la nuque dans le prolongement de la colonne.

➡ **Mouvement** : sur chaque expiration, engagez la sangle abdominale et aspirez le périnée vers le haut, en soulevant de 3 à 5 cm les genoux du sol. Inspirez en redescendant doucement les genoux vers le sol et relâchez votre périnée. Si cette option est trop challengeante, effectuez des extensions bras et jambe opposés (lire p. 99).

Le sport après la grossesse

VOTRE CORPS est un héros !

Félicitations ! Vous avez franchi une étape incroyable en accueillant votre bébé dans ce monde. Votre corps est un véritable héros. Il a accompli un miracle et mérite toute votre attention et vos soins dans les semaines et les mois à venir. Vous pouvez reprendre le sport, mais pas n'importe comment...

Dans cette seconde partie, je vais vous guider à travers les étapes clés pour retrouver votre forme physique, de manière progressive mais efficace. Il s'agira d'intégrer des entraînements courts et des habitudes bénéfiques dans votre nouvelle routine quotidienne, désormais rythmée par la présence de votre bébé.

De l'importance de la rééducation périnéale et abdominale à l'intégration d'exercices de renforcement doux, en passant par les bienfaits de la marche et du yoga, chaque entraînement proposé vise à vous accompagner au mieux dans votre voyage de récupération postnatale. L'objectif est que vous retrouviez votre énergie et un corps dans lequel vous vous sentez bien. Aussi, ce parcours de remise en forme postnatale est conçu pour être flexible, accessible et, surtout, aligné avec votre bien-être global.

Les trois mots d'ordre de l'entraînement

Avant de commencer, il y a trois conditions essentielles que j'aimerais que vous assimiliez et qui accompagneront votre remise en forme postnatale lors des prochains mois : la patience, la régularité et la bienveillance seront vos meilleures alliées pour appréhender cette période de transition avec sérénité et efficacité.

➡ **Patience :** votre corps a traversé des changements profonds et continus durant la grossesse et l'accouchement. Il est donc important de lui laisser le temps de récupérer. La reprise sportive doit se faire en douceur, sans précipitation. Rappelez-vous que chaque progression, aussi minime soit-elle, est une victoire en soi. L'adage « neuf mois pour faire, neuf mois pour défaire » est une réalité, donc ne cédez pas à la tentation de vouloir aller trop vite… même si vous êtes une Wonder Woman !

➡ **Régularité :** une routine d'exercices régulière sera un facteur clé de votre succès. Cependant, avec un nouveau-né, avec la charge mentale du quotidien, avec votre travail si vous reprenez votre activité rapidement, trouver du temps pour soi peut sembler impossible. Mais répétez-vous que consacrer 5 minutes à la pratique sportive est toujours mieux que rien du tout. Intégrer des séances courtes dans votre emploi du temps, de 5 à 25 minutes, peut faire une différence significative pour votre remise en forme sur le long terme.

➡ **Bienveillance :** soyez indulgente avec vous-même même si ce n'est pas toujours évident. Reconnaissez et célébrez les efforts fournis, et acceptez les jours où les choses ne se déroulent pas comme prévu. Votre bien-être mental est tout aussi important que votre condition physique.

Je compare souvent le post-partum à un voyage sur des montagnes russes. Bien que cette période soit merveilleuse et remplie d'amour avec l'arrivée d'un petit être dans votre vie, elle est aussi jalonnée de hauts et de bas, d'émotions fluctuantes et de challenges. Votre corps a réalisé l'une des épreuves sportives les plus incroyables – le marathon de la grossesse durant neuf mois et le sprint de l'accouchement. Il doit maintenant se remettre de ce défi physique et s'adapter en même temps à un nouveau rôle protecteur et nourricier particulièrement pour les mamans allaitantes.

Il est essentiel de considérer votre corps comme un partenaire précieux. Prenez un moment pour le remercier d'avoir rendu possible le miracle de tenir votre enfant contre vous et envisagez cette étape du post-partum comme la construction d'une équipe de choc avec votre corps. Ensemble, vous allez travailler à retrouver et même à surpasser votre forme physique antérieure, non seulement pour votre bien-être personnel, mais aussi pour profiter pleinement de votre rôle de maman.

C'est en faisant équipe avec votre corps et en étant pleine de bienveillance envers lui, que vous parviendrez à un état de forme et de santé qui vous permettra d'être épanouie dans votre vie de femme et de maman.

Les erreurs fréquentes en post-partum

Vous avez saisi l'esprit de la remise en forme post-partum. J'aimerais maintenant partager avec vous les erreurs les plus courantes, qui sont bien sûr à éviter !

➡ **Reprendre trop tôt et trop vite :** la période qui suit immédiatement l'accouchement est cruciale pour la récupération et l'adaptation, tant pour vous que pour votre bébé. De manière générale, il est recommandé de ne pas reprendre une activité sportive classique avant les six premières semaines post-partum. Pour certaines femmes sportives ou certaines femmes qui se remettent très rapidement de leur accouchement (et qui ont la chance d'avoir un bébé qui fait ses nuits), il est difficile d'attendre aussi longtemps et il est tentant de vouloir recommencer sur-le-champ.

➡ **Ne pas prendre en compte le plancher pelvien :** en parallèle de la rééducation périnéale et abdominale, je vous conseille d'intégrer des mouvements de renforcement de ces muscles dans votre routine sportive (lire p. 164-169). Recommencer par des exercices intenses avec impact est une erreur fréquente qui peut avoir des conséquences à long terme, comme l'incontinence urinaire ou le prolapsus.

➡ **Sous-estimer l'importance de la respiration :** la respiration joue un rôle fondamental dans la rééducation post-partum et elle est malheureusement souvent négligée. Pourtant, elle est essentielle pour retrouver une sangle abdominale et un plancher pelvien fonctionnels (lire p. 156).

➡ **Recommencer à faire des abdominaux classiques trop tôt :** l'envie d'avoir rapidement un ventre tonique après l'accouchement peut se manifester... Pourtant certains exercices abdominaux que l'on retrouve souvent dans les cours collectifs de fitness ou dans les programmes classiques de fitness peuvent être contre-productifs, voire dangereux, surtout en cas de diastasis recti (séparation des muscles grands droits de l'abdomen, lire

p. 51). Il est préférable d'opter pour de bons exercices abdominaux présentés dans ce livre (lire p. 54) ou sur Studio Témé[1].

FOCUS
LE PREMIER MOIS POST-PARTUM

Voici quelques recommandations générales pour votre remise en forme lors des premières semaines après l'accouchement.

Semaines 1 et 2 :

➡ Les premiers jours, bébé dort beaucoup, profitez-en pour vous reposer autant que lui.

➡ Privilégiez la position allongée afin de permettre à vos organes de se remettre en place et de ne pas être impactés par la gravité.

➡ Effectuez bien tous les soins nécessaires à votre éventuelle épisiotomie, déchirure ou césarienne.

➡ Laissez le temps à votre corps de récupérer et de cicatriser.

➡ Réalisez des petites séances de mouvements, telles que des respirations 360 ° et du stretching léger pour délier les tensions.

➡ Dans l'idéal, suivez les recommandations du mois d'or (lire « L'œil des experts », p. 130)

Semaines 3 et 4 :

➡ Faites des petites séances de renforcement musculaire adapté pour vous reconnecter progressivement à votre plancher pelvien et à votre sangle abdominale, même si vous n'avez pas encore effectué votre rééducation périnéale et abdominale (lire p. 164).

➡ Intégrez la marche dans votre planning de reprise sportive. Augmentez la durée de 3 à 5 minutes, tous les deux jours.

1. https://www.studioteme.com/

L'ŒIL
DES EXPERTS

LES 5 GRANDS PRINCIPES OU LES « 5 C » DU MOIS D'OR

AVEC JULIA SIMON, @JULIASIMON.NATURALLY, JULIASIMON.FR, naturopathe spécialisée en périnatalité, praticienne en accompagnement holistique, autrice de *Bien vivre le quatrième trimestre au naturel* (First, 2019).

QUARANTE JOURS DE REPOS

Le mois d'or est une période de grands changements et d'ajustements pour une jeune maman.

Le terme « mois d'or » vient de la tradition chinoise où l'accent est mis sur le repos, la récupération et une nutrition de qualité pendant les 40 premiers jours qui suivent la naissance. Dans toutes les cultures du monde, on retrouve ces 40 jours, pendant lesquels la mère est soutenue pour se remettre physiquement et émotionnellement de sa grossesse et de son accouchement. L'intention derrière ce « temps hors du temps » est de l'accompagner pour qu'elle trouve son équilibre dans sa nouvelle vie, de favoriser une récupération optimale et de renforcer le lien mère enfant.

LES 5 CLÉS

Voici les 5 grands principes de cette période postnatale ou « 5 C » :

- **La chaleur** : votre corps doit être maintenu au chaud après avoir accouché. Vous pouvez l'aider grâce à une alimentation adaptée.

- **Le calme :** l'accouchement est un moment de stress pour le corps. Le calme est donc nécessaire pour vous ressourcer.
- **La communauté :** vous aurez besoin de vous sentir soutenue dans un cocon composé de personnes bienveillantes. Votre tribu vous permettra d'être vous-même sans vous inquiéter de votre coupe de cheveux ou de votre humeur.
- **La communication :** pour que vos besoins puissent être reconnus et pris en compte, communiquer est essentiel.
- **Les câlins :** on parle beaucoup des bienfaits du peau à peau pour le bébé, mais c'est tout aussi important pour vous, car cela contribue à votre équilibre hormonal et c'est une source d'apaisement. Le post-partum est un moment spécial de votre vie ; il est bien normal que vous receviez beaucoup d'amour et d'attention.

MISEZ SUR L'ALIMENTATION !

Voici trois pistes à explorer pour retrouver une belle énergie grâce à une alimentation adaptée au cours des premières semaines.

- **Une alimentation réchauffante :** la chaleur peut provenir de différentes sources, notamment la température des plats (bouillons, currys, soupes), leurs saveurs (cannelle, gingembre, cumin, fenouil, cardamome) et leur nature (sarrasin, lait de coco, shiitaké).
- **Une alimentation réconfortante :** que ce soit pour apaiser votre système nerveux ou pour détendre votre corps, pensez à des plats mijotés et doux pour votre moral. Privilégiez les cuissons lentes et prolongées.
- **Une alimentation revitalisante :** choisissez des aliments de qualité (bio, production locale, de saison) ou ajoutez des superaliments dans vos plats afin de les sublimer (graines de chanvre, algues, graines germées, levure de bière, etc.).

Privilégiez aussi des plats qui ne demandent pas trop d'efforts digestifs afin que votre énergie soit utilisée pour votre récupération et non pas pour votre digestion.

IL EST GRAND TEMPS, POUR NOUS AUSSI EN FRANCE, D'HONORER LES MAMANS DURANT CETTE PÉRIODE SI INTENSE ET SI RICHE !

➡ **Négliger l'hydratation et la nutrition :** ces deux éléments jouent un rôle crucial dans la récupération post-partum. Manger de manière équilibrée avec des aliments riches en nutriments vous permettra de favoriser la cicatrisation des tissus tout en vous apportant l'énergie nécessaire pour mener à bien vos journées avec bébé et pallier le manque de sommeil.

➡ **Se mettre la pression :** évitez les comparaisons avec d'autres mamans et protégez-vous de la pression sociétale sur la nécessité de « retrouver son corps d'avant grossesse ». Il est essentiel de reconnaître que chaque corps et chaque expérience de récupération sont uniques. Il est important de s'honorer en respectant son propre rythme.

➡ **Négliger le repos :** après l'accouchement, le corps a besoin de temps pour guérir et récupérer. Bien que le sommeil puisse devenir un concept flou avec un bébé, essayez de prendre le temps de ralentir dans votre quotidien. Lâchez prise sur certaines tâches domestiques et privilégiez le repos. Le conseil « dormir quand bébé dort » n'est pas toujours évident à appliquer, mais gardez-le en tête. Vous pourrez peut-être juste prendre quelques minutes pour vous au lieu de faire du ménage.

Afin d'aider mes clientes à se rendre compte à quel point il est impératif de recommencer en douceur, j'aime la métaphore de la construction d'une maison. Pour que la maison soit solide, il est nécessaire que ses fondations le soient également. Dans le cas contraire, les futurs occupants risquent de rencontrer très rapidement des problèmes : fissures des murs, fuites d'eau, voire un effondrement de la maison.

Votre corps fonctionne exactement de la même manière. Ses fondations ont été fragilisées par une grossesse et un accouchement ; il est donc primordial de les renforcer progressivement afin qu'elles redeviennent fortes et stables. Après vous pourrez passer à des entraînements et même à un quotidien plus challengeants sans vous blesser.

Une bonne alimentation pour retrouver la forme

Après votre accouchement, vous avez sans doute envie de perdre vos kilos de grossesse ? Ne soyez pas trop pressée... Lors des premières semaines suivant la naissance de votre bébé, résistez à la tentation et à la pression de vouloir retrouver votre silhouette d'avant grossesse trop rapidement. Votre corps vient de réaliser un exploit incroyable et il mérite du temps pour se rétablir. La cicatrisation et la récupération doivent être vos priorités. Un régime restrictif et pauvre en nutriments essentiels ne ferait que ralentir votre remise en forme globale, et nuire à votre santé et éventuellement à celle de votre bébé si vous allaitez.

En effet, votre corps a besoin de macro et de micronutriments pour se remettre de l'accouchement, réparer les tissus endommagés et maintenir un niveau d'énergie suffisant pour prendre soin de vous et de votre bébé. Une alimentation équilibrée, qui répond à vos besoins énergétiques, et l'intégration d'une activité sportive régulière (quand votre bébé vous le permettra) sont les clés pour une récupération optimale, un meilleur bien-être et une perte de poids saine étalée sur plusieurs semaines ou mois.

La perte de poids en post-partum ne doit pas être une source de stress supplémentaire. Au contraire, essayez d'être indulgente envers vous-même et reconnaissez la puissance de votre corps qui a porté et donné la vie.

Flashez le QR code ci-contre pour accéder aux vidéos thématiques

Nutrition postnatale

Les pratiques sportives conseillées...

➡ **La marche :** l'activité adéquate en début de période postnatale. Elle permet de vous aérer l'esprit et fait du bien au moral. Elle vous aide à regagner progressivement de l'endurance et à renforcer tout votre corps. C'est aussi l'occasion d'une petite promenade avec bébé qui tisse votre complicité...

➡ **Les exercices de respiration et de renforcement du plancher pelvien et de la sangle abdominale :** ils sont parfaits pour reprendre en douceur dès les premiers jours après votre accouchement. Vous pouvez les réaliser dans votre lit, allongée puis assise. Ils vous permettent de retrouver des sensations au niveau du périnée et des abdominaux. Ils peuvent aussi vous aider à effectuer votre rééducation périnéale et abdominale de manière plus efficace et rapide.

➡ **Le renforcement musculaire doux :** les routines axées sur la flexibilité et le renforcement musculaire léger peuvent aider à retrouver la forme en douceur (lire p. 168).

➡ **Le yoga postnatal :** cette pratique contribue à délier les tensions, à vous reconnecter petit à petit à votre corps, à respirer et à réduire votre stress.

➡ **Le Pilates postnatal :** vous vous renforcez tout en douceur avec des mouvements lents et contrôlés. Le Pilates se concentre sur la reconnexion et le renforcement de la sangle abdominale, la posture et la respiration.

➡ **La natation :** cette discipline est une excellente façon de reprendre l'exercice cardio. L'eau soutient le poids du corps, minimisant ainsi les risques de blessures tout en offrant un entraînement complet. Cependant, attendez d'avoir complètement cicatrisé en cas de césarienne, de déchirure ou d'épisiotomie afin de ne pas ralentir la cicatrisation et de limiter les risques éventuels d'infection.

➡ **Le vélo d'appartement :** c'est une bonne option pour augmenter au fur et à mesure l'endurance cardiovasculaire sans impact négatif sur les articulations ou le plancher pelvien. Attention cependant à votre posture pour ne pas ralentir la réhabilitation de la sangle abdominale (lire p. 27).

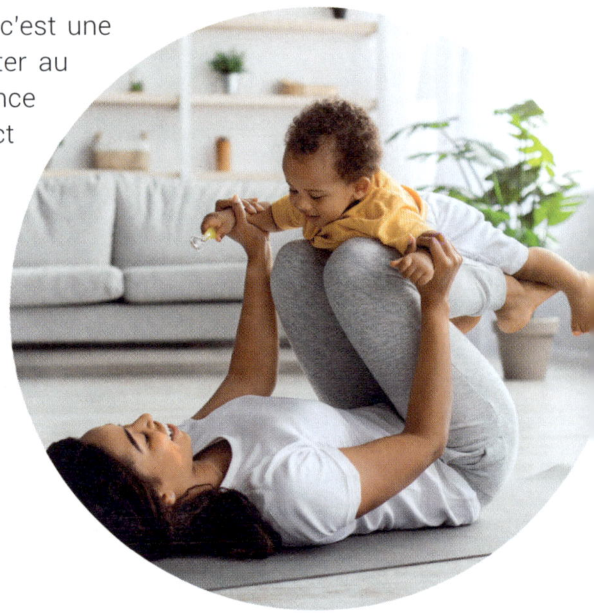

... et les pratiques déconseillées jusqu'à au moins 4 mois

➡ **La course à pied :** elle peut exercer une pression excessive sur le plancher pelvien affaibli et sur les articulations. Il est important d'être accompagnée par un professionnel pour reprendre en toute sécurité (lire p. 136).

➡ **Les sports de contact :** les disciplines qui présentent des risques de chocs ou de blessures, telles que le basket-ball, le football ou le volley-ball sont à éviter jusqu'à une récupération complète. L'équitation est également à écarter lors des premiers mois, en raison des risques de chutes.

➡ **Le renforcement musculaire avec des poids lourds :** une mauvaise gestion de la pression intra-abdominale (lire p. 145) due aux charges peut augmenter la pression sur le plancher pelvien et la sangle abdominale. Cette pratique peut aussi générer un stress important sur les articulations, avec un risque de blessures.

➡ **Les abdominaux traditionnels hyperpressifs :** les crunchs ou le gainage en version avancée peuvent être préjudiciables pour le plancher pelvien, notamment en présence d'un diastasis recti.

➡ **Les exercices à fort impact :** le step, le trampoline ou certaines formes d'aérobic sont à proscrire jusqu'à ce que votre corps soit suffisamment rétabli.

➡ **Les sports d'aventure :** l'escalade, le ski ou le VTT sont à éviter en raison des risques de chutes et de blessures.

L'ŒIL DES EXPERTS

LA COURSE À PIED EN POST-PARTUM

AVEC SÉVERINE JONAS LESCURAS,
kinésithérapeute spécialisée en rééducation périnéale et fondatrice de « Oh my Péry ! ».

RÉÉDUQUEZ D'ABORD VOS ABDOMINAUX ET VOTRE PÉRINÉE !

Avant toute reprise du sport, qu'il s'agisse de la course à pied ou d'une autre activité, **vous devez toujours commencer par une rééducation périnéale et abdominale bien menée.**

Il est aussi fondamental de retrouver une bonne capacité respiratoire et une posture correcte. Ceci est valable pour les accouchements par voie basse comme pour les accouchements par voie haute.

Enfin, pour reprendre la course à pied, je vous engage à en parler avec un professionnel de la santé afin de faire un bilan précis et de vous assurer notamment de la bonne cicatrisation des tissus.

COMMENT REPRENDRE ?

Il faut imaginer le retour à la course à pied en post-partum comme un retour à l'entraînement après une blessure aiguë... C'est progressif !

Il est important de considérer certains points clés :
- Le déroulement de l'accouchement (type d'accouchement, instrument, cicatrice, complications...).
- La récupération physique (fatigue, dépression).
- La rééducation périnéale et abdominale.
- Le temps écoulé depuis l'accouchement : vous avez accouché il y a plus de 12 semaines.
- Vous ne présentez pas de prolapsus de grade 3-4.
- Vous ne présentez pas de symptômes périnéaux (fuites urinaires, douleurs, fuites anales).

Le retour à la course doit être graduel, préparé par des activités connexes – natation, marche, marche avec poussette, exercices spécifiques à la course à pied comme la montée de genoux, les talons fesses, les pointes de pieds, les fentes...

LA PRUDENCE EST DE MISE

Évaluez régulièrement vos capacités physiques : la fonction abdominale, la compétence des muscles du plancher pelvien, mais aussi le dos, les membres inférieurs, le cardio...

Si des symptômes apparaissent pendant la course ou dans les 24 heures qui suivent, il faut consulter, adapter la course et poursuivre ou reprendre la rééducation.

Si vous présentez des symptômes dans votre quotidien, ils ne doivent pas être aggravés pendant votre course et dans les 24 heures qui suivent.

Si vous êtes une maman allaitante, voici quelques petits conseils :
- Faites attention à la laxité ligamentaire persistante.
- Pensez à allaiter avant de courir.
- Prévoyez un bon soutien de votre poitrine.
- Augmentez votre hydratation.

LA COURSE À PIED VA BOOSTER VOTRE CONFIANCE EN VOUS ET VOTRE BIEN-ÊTRE PSYCHOLOGIQUE EN POST-PARTUM.

Comment gagner du temps… pour faire du sport ?

Le principal frein des mamans à la pratique sportive est le manque de temps. Ne visez pas la perfection lors des premiers mois de bébé, car le rythme sera trop fluctuant. Plus votre enfant va grandir, plus les choses vont se simplifier et vous pourrez progressivement retrouver un peu de temps pour vous. Je vous encourage à adopter des petites stratégies d'optimisation de votre quotidien pour gagner quelques minutes précieuses. Voici huit conseils.

➡ **1. Fixez des horaires :** le temps file sans que vous vous en rendiez compte. Entre les enfants, le boulot, le chéri ou la chérie, les tâches ménagères… on peut vite se sentir dépassée, stressée et oublier de s'accorder du temps rien que pour soi afin de recharger ses batteries.

Bénéfice assuré ? En fixant des horaires pour vos principales tâches et activités, votre journée sera plus cadrée, vous vous sentirez plus en contrôle.

➡ **2. Répartissez les tâches du quotidien et déléguez :** ce conseil est le plus basique et sans doute le plus fondamental. Si vous gérez tout le quotidien de votre foyer de A à Z, il serait peut-être judicieux de réfléchir à une façon de faire participer votre entourage pour vous délester de certaines occupations. Que ce soit votre conjoint·e ou les aînés qui sont déjà assez grands pour accomplir quelques tâches, vous trouverez facilement un moyen de les impliquer davantage dans l'organisation de la vie quotidienne : rangement, vaisselle, linge à étendre, poussière… N'hésitez pas à officialiser tout cela en créant un planning que vous accrocherez dans la pièce à vivre.

Gain de temps possible ? Au moins 1 heure par semaine, soit 2 entraînements de 30 minutes.

Astuce supplémentaire ? Un entraînement express de 30 minutes, une séance de yoga ou de méditation ? C'est souvent plus ressourçant que de s'affaler sur le canapé à regarder Netflix. L'aspirateur ou autres tâches ménagères peuvent attendre !

➡ **3. Profitez du temps de repos de votre bébé :** bébé fait la sieste ? Prenez un petit moment rien que pour vous ; cela vous fera le plus grand bien. Le matin, vous pouvez également programmer votre réveil au moins 30 minutes avant l'heure supposée de réveil de votre bébé et profiter de ce temps pour une activité ressourçante. Stretching, yoga... Vous commencerez la journée au top !

Gain de temps possible ? Au moins 1 heure par semaine, soit 2 entraînements de 30 minutes.

➡ **4. Priorisez et identifiez l'essentiel :** une journée ne fait que 24 heures, il est donc impossible d'y caser des to-do lists qui exigeraient 30 heures pour en effectuer toutes les tâches. Soyez réaliste lorsque vous définissez votre liste. Pour gagner en efficacité, vous pouvez vous chronométrer. Vous avez prévu 1 heure de ménage... PAF ! Le compte à rebours est lancé, pas le temps de procrastiner.

Bénéfice assuré ? Vous vous coucherez beaucoup plus satisfaite en ayant coché les 3 impondérables, plutôt qu'en ayant réalisé 6 tâches sur les 12 que vous aviez prévues. Votre quotidien sera plus léger, vous serez moins stressée.

Votre séance de sport doit également faire partie de votre to-do. Planifiez-la avec un horaire précis.

➡ **5. Accordez-vous des vrais temps de pause :** vouloir être une superwoman, c'est tout à votre honneur. Mais toute superwoman qui souhaite durer sur le long terme a besoin de se reposer. La détente physique et morale est essentielle pour gagner en efficacité quand vous êtes active. Pensez à ce qui vous fait du bien, à ce qui vous procure du plaisir : un bain chaud, une heure de lecture, une balade dans la nature, une séance de yoga, un déjeuner entre copines, un massage, une formation en ligne... Prenez rendez-vous avec vous-même : au moins une fois par semaine. Vous le méritez.

➡ **6. Déterminez une plage horaire pour l'utilisation des écrans :** avez-vous déjà estimé le temps personnel que vous passez sur les écrans chaque jour ? Entre le téléphone, la tablette, l'ordinateur, la télévision... Ne culpabilisez pas ! Beaucoup sont dans ce cas, moi aussi ! Le premier point est déjà d'en avoir conscience et de l'assumer. Le second est d'avoir la détermination de se dire : je mets une limite ! Pour cela, identifiez le moment de la journée durant lequel vous utilisez le plus les écrans, de façon automatique, sans vrai besoin.

Bénéfice assuré ? Mettez en place une heure sans écran et tirez-en profit pour faire quelque chose qui vous est utile, qui vous procurera un réel plaisir, ou tout simplement pour vous reposer. Pensez aussi à désactiver les notifications. Vous gagnerez en concentration et serez plus présente dans votre vie de manière générale.

Gain de temps possible ? 1 à 2 heures par semaine soit 2 entraînements de 30/45 minutes.

➡ **7. Planifiez les repas :** s'il y a bien une activité que l'on ne peut pas évincer, c'est manger ! Avec deux à trois repas par jour, tous les jours, on peut vite se laisser déborder, tomber en panne d'inspiration, manquer d'ingrédients au cours de la semaine… Pour y remédier, la meilleure solution reste la planification.

Mon conseil ? Créez votre recueil de recettes saines, faciles, rapides et appréciées par toute la famille. Optez pour la préparation de certains de vos repas à l'avance.

Gain de temps possible ? 1 à 2 heures par semaine soit 2 entraînements de 30/45 minutes.

➡ **8. Faites-vous livrer vos courses :** combien de temps passez-vous à faire vos courses ? Entre la préparation de la liste, le déplacement jusqu'au supermarché ou au marché, le jeu de piste pour trouver vos produits au milieu des interminables rayons, le passage en caisse, le chemin inverse pour tout rapporter à la maison, cela peut représenter plusieurs heures chaque semaine. Et si vous vous facilitiez la vie grâce aux sites de courses en ligne ? Il existe désormais des sites proposant des produits sains, bio, à des prix plus avantageux qu'en magasin.

Gain de temps possible ? 1 à 2 heures par semaine soit 2 à 3 entraînements de 30 minutes.

FOCUS

CONSEILS ANTI-FATIGUE

La plupart des femmes souffrent de fatigue lors des premières semaines et des premiers mois post-partum. Voici quelques astuces pour limiter cette fatigue et retrouver de l'énergie :

➡ Essayez d'aller vous coucher à heure fixe dès que bébé vous le permet bien sûr..

➡ Privilégiez les siestes plutôt que d'accomplir toutes les tâches en suspens dans la maison. N'hésitez pas à demander de l'aide durant cette période. N'ayez aucune honte ou culpabilité à le faire, vous effectuez déjà un travail énorme au quotidien.

➡ Hydratez-vous bien en buvant au moins 2 litres d'eau par jour.

➡ Privilégiez une alimentation riche en nutriments qui pourra vous donner l'énergie nécessaire tout au long de la journée.

➡ Évitez le sucre et le grignotage afin de réguler au mieux votre glycémie. Privilégiez des snacks protéinés et salés.

➡ Limitez votre consommation de café. Préférez les tisanes qui hydratent davantage ou du thé matcha qui permet un boost d'énergie plus constant que la caféine.

➡ Bougez ! Bien que la fatigue se fasse sentir, le mouvement favorise l'énergie et la forme sur le long terme. Alors, même si vous avez un petit coup de mou, essayez de bouger, juste 5 minutes, vous ne le regretterez jamais…

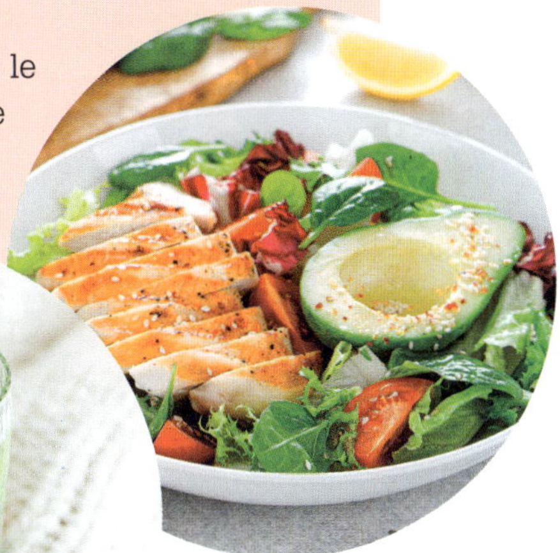

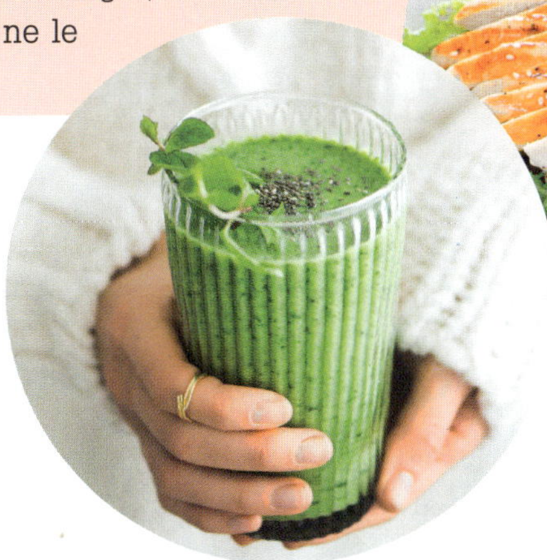

COMPRENDRE LES DÉFIS de votre corps

« Neuf mois pour faire, neuf mois pour défaire... » Au cours de la grossesse, votre corps s'est transformé pour accueillir et faire grandir votre bébé. Votre enfant est né maintenant. Alors votre corps va entamer le processus inverse pour revenir à son état pré-grossesse...

Après l'accouchement, votre corps a besoin de temps pour cicatriser et se réadapter. Il a subi de profondes transformations physiques et un chamboulement hormonal.

Je vous propose de les passer en revue afin de mieux connaître les enjeux pour votre corps lors du post-partum et afin de saisir les priorités pour votre remise en forme.

Vous l'aurez deviné, ces changements importants dans votre corps nécessitent une reprise sportive douce et progressive, en se concentrant d'abord sur les zones les plus impactées par la grossesse et l'accouchement. Vous comprendrez l'intérêt de les renforcer de manière spécifique pour retrouver un corps fonctionnel sans vous blesser. Vous découvrirez aussi que chaque chemin de remise en forme est unique et qu'il s'adapte à votre propre vécu.

Des changements pour revenir « à la normale »

➡ **L'utérus :** il a grandi de 6 à 32 cm environ durant la grossesse et il va reprendre progressivement sa forme initiale. Il met environ 6 à 8 semaines pour retrouver sa taille. Cette durée peut varier en fonction des femmes, du nombre de grossesses et de la méthode d'accouchement (par voie basse ou par césarienne). Donc gardez en tête que c'est tout à fait normal que votre ventre ne reprenne pas sa forme habituelle dès la première semaine après votre accouchement.

➡ **Les lochies :** le retour à la taille normale de votre utérus est accompagné des lochies. Il s'agit d'un écoulement composé de sang, de mucus et des tissus de la paroi utérine. C'est un processus normal et nécessaire qui aide le corps à guérir et à retourner à son état pré-grossesse. Les lochies durent en moyenne 4 à 6 semaines après l'accouchement. Elles traversent plusieurs phases, changeant de couleur et de consistance au fil du temps.

➡ **Les ligaments et les muscles :** ils ont été fortement distendus et sollicités, en particulier ceux du plancher pelvien, du bassin et de la sangle abdominale. Ils nécessitent donc une attention particulière dans les premières semaines après l'accouchement.

➡ **Le bassin :** votre bassin s'est élargi durant la grossesse pour faire de la place au bébé et le laisser passer durant l'accouchement. Cet élargissement varie également en fonction des femmes, mais de manière générale, le bassin reprend sa taille initiale dans les 2 à 3 mois après l'accouchement.

➡ **La circulation sanguine :** durant la grossesse, le volume sanguin augmente jusqu'à 50 % pour soutenir les besoins du fœtus en croissance, de l'utérus et des autres organes. Après l'accouchement, le volume sanguin revient à son niveau normal. Cette diminution se produit assez rapidement dans les premiers jours du post-partum, lorsque le corps élimine l'excès de liquide par la transpiration et l'urine.

➡ **La poitrine :** elle subit d'importantes transformations, en particulier si vous allaitez. L'engorgement mammaire (quand le lait commence à monter) peut rendre vos seins tendus et douloureux. Même après la période d'allaitement, vous pouvez constater des changements dans la taille et la fermeté de vos seins.

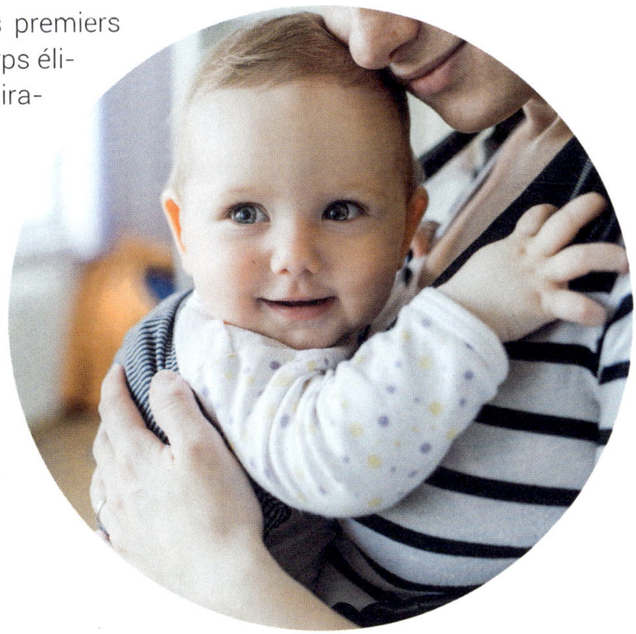

FAQ

Puis-je faire du sport même si j'allaite mon bébé ?

L'allaitement et le sport ne sont pas incompatibles, mais ils requièrent une attention et une adaptation constantes.

L'allaitement augmente vos besoins en hydratation et en calories, tout comme la pratique d'une activité physique. Pensez donc à boire suffisamment d'eau avant, pendant et après votre séance de sport, et à adopter une alimentation riche et variée pour compenser l'énergie dépensée. Cela aidera à maintenir une production de lait optimale et à vous fournir l'énergie nécessaire dans votre quotidien.

Planifiez vos séances de sport autour des tétées. Beaucoup de femmes trouvent plus confortable de s'entraîner juste après avoir allaité ou tiré leur lait, lorsque leurs seins sont moins pleins. En outre, certains bébés peuvent être dérangés par le goût salé de la transpiration juste après la séance de sport.

Investissez dans un soutien-gorge de sport conçu pour l'allaitement, offrant à la fois le soutien nécessaire durant l'exercice et un accès facile pour la tétée. Un bon soutien-gorge réduit les risques de gêne.

Privilégiez des activités douces qui ne mettent pas trop de pression sur les seins. La marche, le renforcement musculaire doux, le yoga ou le Pilates postnatal sont d'excellentes options pour reprendre le sport tout en allaitant. Évitez les activités à impact élevé ou les exercices intenses qui pourraient être inconfortables ou nuire à votre production de lait.

Restez à l'écoute de toute variation de votre production de lait potentiellement liée à votre activité physique. Si vous remarquez une baisse de lactation, envisagez d'ajuster l'intensité ou la fréquence de vos entraînements.

➡ **La peau :** la peau a été étirée pendant la grossesse et peut rester relâchée pendant quelques mois, mais aussi être marquée par des vergetures. Ces dernières sont souvent rougeâtres ou violacées au début, puis s'éclaircissent avec le temps, mais elles ne disparaissent généralement pas complètement.

➡ **La posture :** la grossesse a modifié votre posture et a déplacé votre centre de gravité, en entraînant souvent une cambrure accrue du dos (lordose) pour compenser le poids du ventre et un arrondi du haut de votre dos (cyphose). (Lire p. 45.)

Après l'accouchement, il faut parfois du temps pour que la posture redevienne normale. La faiblesse des muscles abdominaux et du plancher pelvien mais aussi le fait de porter bébé au quotidien peuvent également contribuer à des problèmes de posture dans les premiers mois. Nous verrons comment y remédier (lire p. 157).

Gérer la pression intra-abdominale

Lors de votre remise en forme post-partum, la gestion de la pression intra-abdominale est cruciale pour ne pas fragiliser votre plancher pelvien, et ainsi éviter certaines pathologies comme les hernies, le prolapsus ou l'aggravation du diastasis recti. Pour mieux comprendre comment fonctionne cette pression, voici deux analogies qui illustrent l'importance de la réguler et qui montrent comment certains mouvements peuvent l'affecter négativement.

Le tube de dentifrice

Imaginez votre tronc comme un tube de dentifrice rempli. Lorsque vous engagez votre ventre de manière excessive ou inappropriée (exemples cités dans l'analogie avec la boîte de conserve, lire p. 146), cela revient à presser sur le milieu de ce tube. Si le bouchon (votre plancher pelvien) n'est pas solidement fermé ou si la pression est trop forte, le contenu risque de s'échapper là où la résistance est la plus faible, ce qui peut entraîner des dysfonctionnements du plancher pelvien ou une exacerbation du diastasis recti.

FOCUS
QU'EST-CE QUE LA PRESSION INTRA-ABDOMINALE ?

C'est une force exercée à l'intérieur de la cavité abdominale générée *via* des mouvements, des postures ou des actions bien spécifiques comme l'éternuement, la poussée… Elle joue un rôle important dans la stabilisation de la colonne vertébrale et du tronc lors des gestes de la vie quotidienne, mais également lors de vos entraînements. Si la pression intra-abdominale est trop forte ou si elle est mal gérée, cela peut avoir un impact sur les zones fragilisées par la grossesse, comme votre sangle abdominale, en accentuant un éventuel diastasis des grands droits, ou pousser sur votre périnée et vos organes et ainsi augmenter les risques d'incontinence ou de descente d'organes.

La boîte de conserve

Imaginez maintenant votre tronc comme une boîte de conserve flexible. Le couvercle représente votre diaphragme, et le fond, votre plancher pelvien. Les côtés antérieur et postérieur correspondent respectivement à vos muscles abdominaux et dorsaux. L'objectif est de limiter la pression à l'intérieur de cette « boîte » pour maintenir l'équilibre et prévenir tous les dommages.

Cette pression peut se créer de plusieurs manières, notamment en « pliant » la boîte de conserve. Par exemple, en rapprochant vos épaules de vos hanches, comme lors de la réalisation de crunchs ou de mouvements de pédalo, vous générez une pression vers le bas (sur votre périnée) et vers l'avant de la conserve (vos abdominaux).

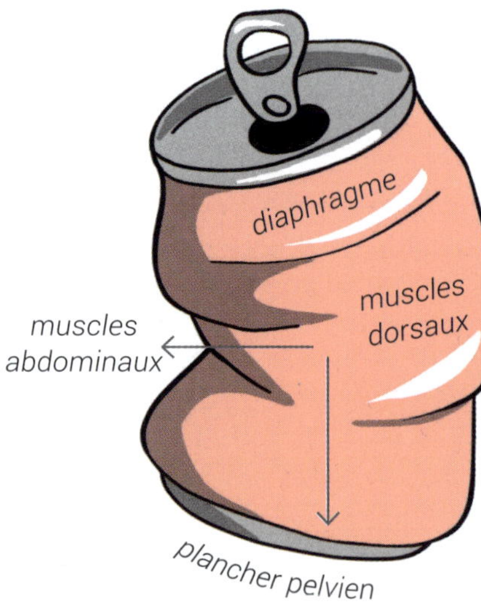

Un autre exemple : lorsque vous soulevez un objet lourd, comme le cosy de votre bébé, si vous vous penchez simplement vers l'avant, en utilisant principalement le dos, sans engager vos abdominaux ni utiliser la force de vos jambes, cela crée une pression supplémentaire au sein de la boîte de conserve. Cette action engendre une force descendante directe sur le couvercle de votre boîte de conserve (le diaphragme), poussant le contenu vers le bas (sur le plancher pelvien) et vers l'avant (sur les muscles abdominaux), ce qui peut conduire à une surcharge du plancher pelvien et à une exacerbation des tensions sur la ligne médiane abdominale.

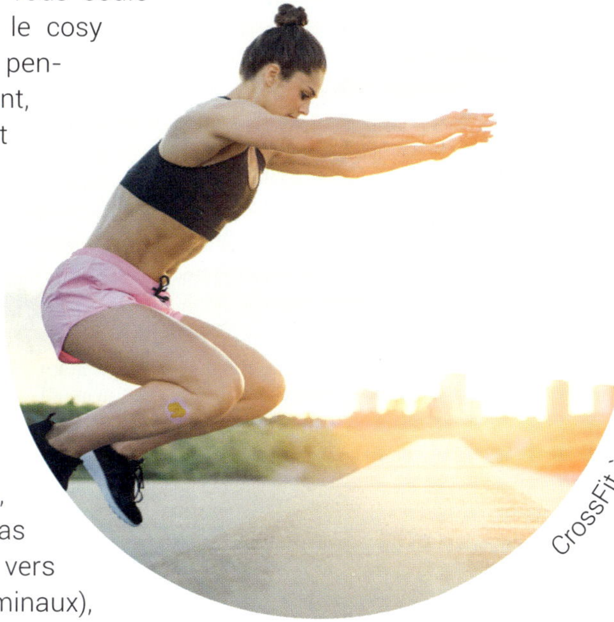
CrossFit à éviter

Les mouvements à éviter

Pour réduire les risques de créer une pression intra-abdominale trop forte, certains mouvements doivent être réalisés avec précaution ou évités :

➡ **Les exercices à haute intensité :** les activités à impact ou avec des poids lourds (le CrossFit par exemple, sans modification de certains mouvements et de l'intensité) qui augmentent la pression abdominale sans un contrôle adéquat peuvent être préjudiciables.

➡ **Les exercices abdominaux comme les crunchs et les mouvements de pédalo :** ces exercices peuvent augmenter la pression vers le bas et vers l'avant, sollicitant trop le plancher pelvien et les muscles abdominaux et limitant la cicatrisation du diastasis des grands droits.

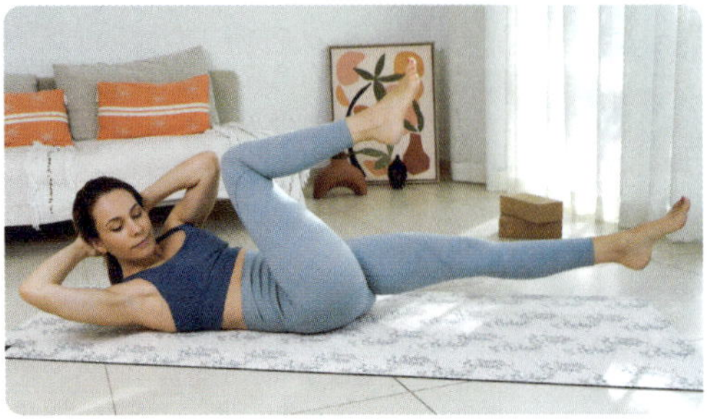

Crunch à éviter.

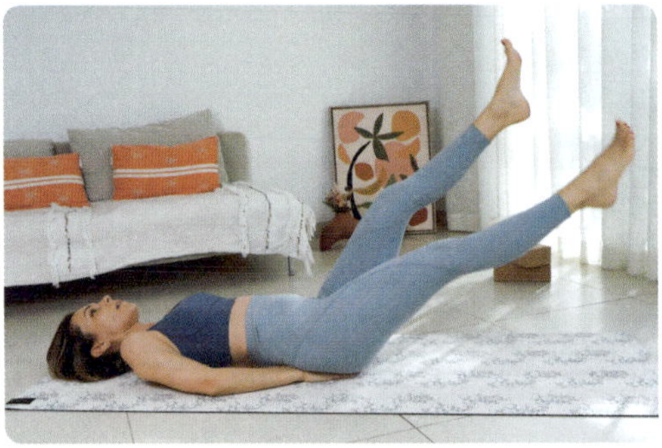

Scissor à éviter.

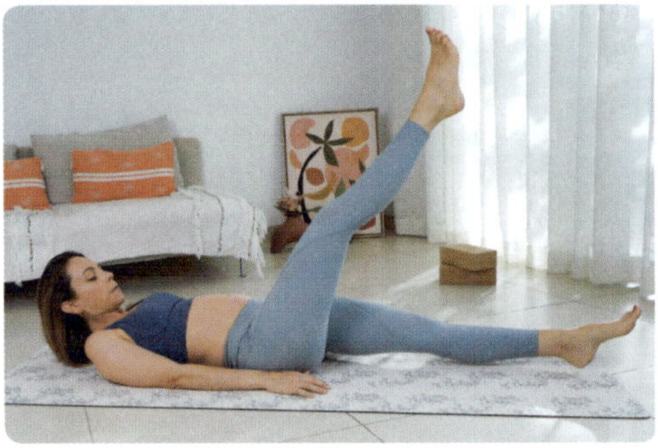

Lever de jambe à éviter.

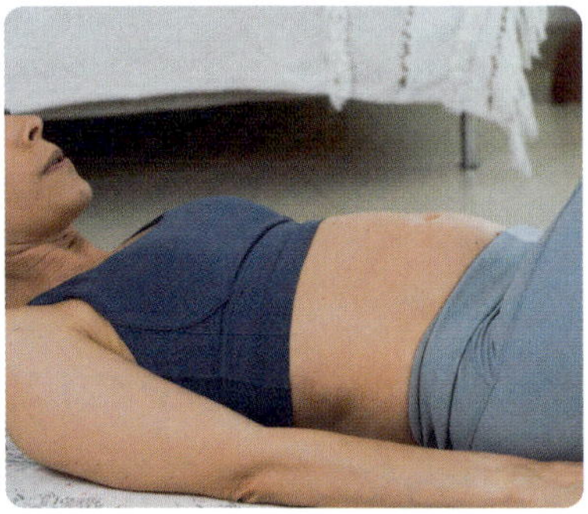

Ici, le ventre ressort, la pression intra-abdominale est mal gérée. Il faut éviter tous les exercices qui font ressortir le ventre de la sorte.

➡ **Sortir du lit ou se lever du canapé de manière inadéquate** : adoptez une technique de roulement sur le côté, en utilisant vos bras pour vous soutenir, afin de minimiser la pression.

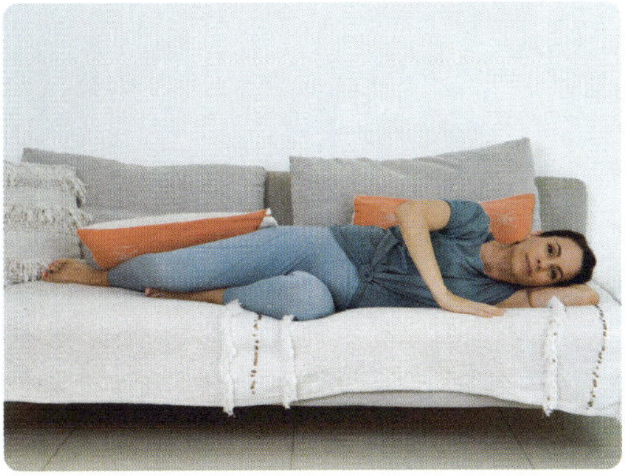

À faire : se retourner sur le canapé.

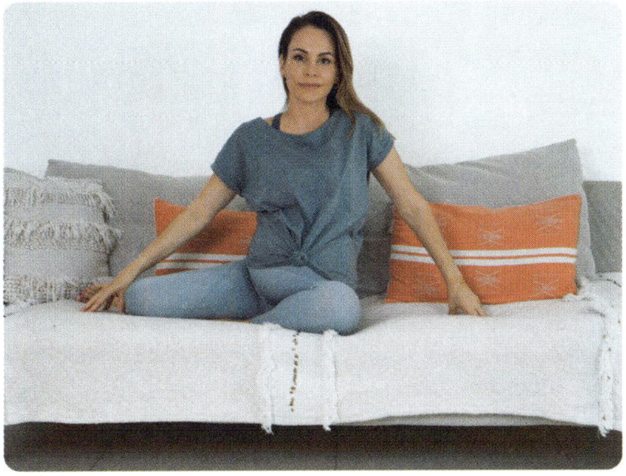

Se redresser correctement en s'aidant de ses bras.

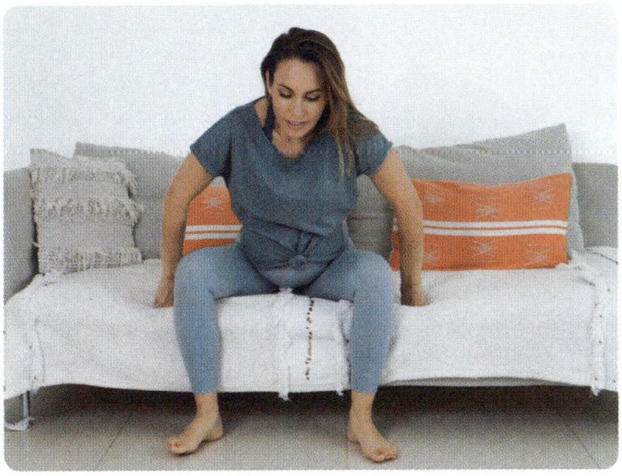

Pousser sur ses talons pour se lever.

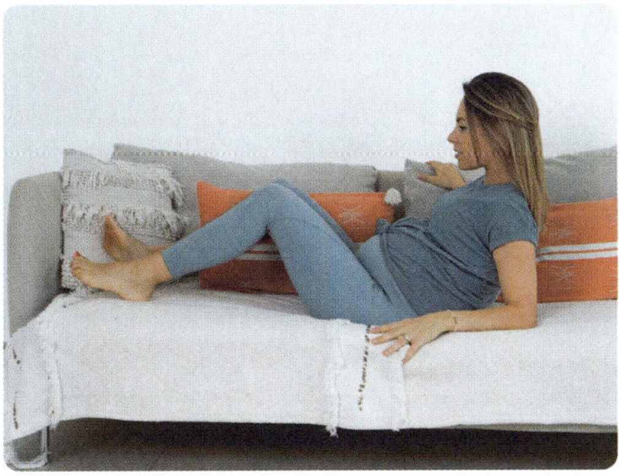

À ne pas faire.

Les stratégies pour gérer la pression

➡ **La respiration diaphragmatique :** apprenez à respirer en utilisant votre diaphragme (respiration 360 °) pour vous aider à réguler la pression intra-abdominale de manière naturelle (lire p. 49).

➡ **L'engagement conscient du plancher pelvien :** avant de réaliser des exercices de fitness ou des mouvements du quotidien comme ramasser quelque chose au sol ou porter votre bébé, engagez légèrement votre plancher pelvien et votre transverse pour les soutenir (lire p. 59-61).

➡ **Le renforcement global :** travaillez sur un renforcement équilibré de tous les muscles du tronc, y compris les muscles profonds, pour une meilleure gestion de la pression intra-abdominale.

FAQ

Dois-je porter une ceinture abdominale post-accouchement ?

Ce type de ceinture a pour but de stabiliser votre bassin et de soutenir les muscles de votre sangle abdominale le temps qu'ils se remettent de l'accouchement. Si vous avez eu une césarienne, la ceinture abdominale post-accouchement peut vraiment vous soulager et vous aider à bouger plus facilement à l'hôpital et lors des premiers jours à la maison. Elle peut être aussi très utile quand vous portez bébé ou si vous bougez beaucoup.

Mais attention ! L'objectif de cet accessoire n'est pas d'affiner votre taille et votre ventre le plus vite possible. En serrant trop la ceinture ou en la positionnant mal, vous pouvez créer une tension intra-abdominale délétère pour votre plancher pelvien et pour la réhabilitation de vos muscles abdominaux.

Laissez votre ventre sans la bande quelques heures par jour. Après une à trois semaines, commencez à la porter moins souvent. Augmentez petit à petit le temps sans elle pour permettre à vos abdominaux de s'activer de la bonne manière et de retrouver leur fonctionnalité naturellement.

S'adapter aux cas particuliers

Voici quelques conseils supplémentaires pour récupérer au mieux selon votre mode d'accouchement.

Après une césarienne

La récupération après une césarienne diffère de celle d'un accouchement vaginal. En plus de donner naissance, vous avez aussi subi une chirurgie importante.

La cicatrisation de l'incision de la césarienne dépend de plusieurs facteurs tels que la technique du chirurgien, la quantité de graisse sous-cutanée, la façon dont votre corps cicatrise, l'élasticité de la peau, la génétique, votre nutrition, les complications éventuelles durant ou après l'opération et vos émotions par rapport à la césarienne.

Dans les premiers mois après votre césarienne, le but est de vous reconnecter à cette zone, d'apprendre à aimer votre cicatrice et d'éviter les adhérences. Il est également utile de désensibiliser la cicatrice. Ce travail peut commencer immédiatement, en utilisant au début des textures douces comme de la soie ou du coton, puis en ajoutant au fur et à mesure des textures plus rugueuses. Cette pratique aide à recalibrer la réponse de votre corps à la douleur.

Il est important de permettre à la fois aux incisions externes et internes de guérir en minimisant la pression sur vos tissus. Avant de commencer tout massage autour et sur la cicatrice, assurez-vous que le temps nécessaire à la cicatrisation interne et externe a été respecté, en évitant toute activité qui pourrait stresser cette zone. Parlez-en avec votre médecin ou votre sage-femme au préalable.

Par ailleurs, il faut garder à l'esprit que même sans un accouchement par voie basse, le poids du bébé durant la grossesse et les changements posturaux ont impacté votre plancher pelvien. Prêtez donc attention à cette zone et restez vigilante face à d'éventuelles dysfonctions.

FOCUS
QU'EST-CE QUE LES ADHÉRENCES ?

➡ Après une césarienne, comme après toute intervention chirurgicale, le corps commence à réparer les tissus endommagés en formant du tissu cicatriciel. Parfois, ce processus peut s'étendre au-delà de la zone initiale de la blessure ou de l'incision, créant des bandes fibreuses qui peuvent relier des surfaces de tissus ou d'organes qui ne sont normalement pas connectés. Ces bandes sont appelées adhérences.

➡ Ces adhérences peuvent ensuite restreindre le mouvement des organes et des tissus, causant douleur et inconfort, surtout lors de mouvements qui étirent ces zones, comme la torsion du corps.

Vous connaîtrez également des saignements post-partum. Une activité physique trop précoce peut augmenter ces saignements. Il est important de vous reposer, mais également d'intégrer progressivement de l'exercice adapté, après avoir reçu l'autorisation de votre médecin. En cas de douleur, de tiraillement ou d'augmentation des saignements, faites une pause et consultez.

Vous l'avez compris : la remise en forme après une césarienne nécessite une approche spécifique. Je vous livre ici quelques recommandations adaptées à ce cas particulier et plus loin des exercices à faire (lire p. 205), mais n'oubliez pas que chaque femme est différente, et que vous pouvez ajuster le calendrier de votre reprise en fonction de vos ressentis. L'essentiel est de rester à l'écoute de votre corps. En cas de douleurs anormales, prenez conseil auprès d'un professionnel de santé.

➡ **Semaines 1 et 2 :** priorité au repos et à la récupération. Favorisez une alimentation anti-inflammatoire pour soutenir le processus de cicatrisation. Veillez à ne pas soulever d'objets trop lourds. Enfin, prenez garde à votre posture car on a tendance à se courber légèrement afin de ne pas tirer sur la cicatrice. Une tension se créerait alors au niveau des épaules et du haut du corps. Essayez de vous redresser de manière intentionnelle plusieurs fois dans la journée et respirez profondément pour indiquer à votre corps qu'il est en sécurité dans cette position.

➡ **Semaines 3 à 5 :** place à la reconnexion au plancher pelvien et à la sangle abdominale. Vous pouvez commencer à les engager volontairement sur des exercices de respiration 360 °. Intégrez également de la mobilité douce. Connectez-vous enfin à votre cicatrice pour la désensibiliser à l'aide d'un morceau de soie ou d'une plume.

➡ **Semaines 6 à 8 :** le moment est venu de renforcer la sangle abdominale et le plancher pelvien, en utilisant par exemple du petit matériel comme une balle de Pilates ou une bande élastique. Vous pouvez travailler la mobilité avec quelques mouvements de stretching. Poursuivez la désensibilisation de la cicatrice avec un petit coton, et massez au-dessus et en dessous. À cette période, vous pouvez normalement entamer votre rééducation périnéale et abdominale.

➡ **Semaines 9 à 12 :** vous pouvez désormais reprendre le renforcement musculaire doux de tout votre corps. Commencez en poids du corps, en restant bien à l'écoute d'éventuelles douleurs. Si vous vous sentez prête à intensifier vos séances, vous pouvez ajouter du matériel comme des bandes élastiques ou des poids légers. Continuez à masser votre cicatrice.

➡ **Après 12 semaines :** vous pouvez commencer un programme de renforcement musculaire avec une reprise d'intensité progressive. Continuez votre travail de renforcement de la sangle abdominale sur des mouvements un peu plus difficiles. Vous pouvez également vous remettre à la course à pied (lire p. 136), en étant accompagnée par un kinésithérapeute et en suivant un programme de renforcement musculaire adéquat.

Après une épisiotomie ou une déchirure

La cicatrisation après une épisiotomie ou une déchirure périnéale nécessite également une attention particulière pour assurer une récupération optimale et minimiser les douleurs.

Pour rappel, une épisiotomie est une petite coupure réalisée par le gynécologue dans la zone entre le vagin et l'anus (votre périnée) pendant l'accouchement. Cette coupure aide à agrandir l'ouverture du vagin pour que le bébé puisse sortir plus facilement. Cela peut être fait également pour éviter des déchirures plus graves. Ne vous inquiétez pas, cela se fait généralement sous anesthésie locale, donc vous ne sentirez pas la coupure.

La déchirure vaginale est une déchirure naturelle de la peau et des tissus autour du vagin lorsque le bébé passe. Les déchirures peuvent être petites et superficielles ou plus grandes et plus profondes. Si elles sont importantes, elles peuvent nécessiter des points de suture pour bien guérir.

Dans les jours suivant votre accouchement, il est crucial de maintenir la zone périnéale propre et sèche pour éviter les infections. Utilisez des compresses froides pour réduire l'enflure et les douleurs. Changez régulièrement vos protections hygiéniques et évitez les bains chauds prolongés. Suivez également les recommandations de l'équipe médicale.

Comme pour la récupération après une césarienne, le repos est prioritaire lors des premiers jours. Évitez de soulever des objets lourds et de rester debout pendant de longues périodes. En ce qui concerne la reprise de l'activité physique, elle va se faire aussi de manière graduelle, en fonction de vos ressentis et de votre cicatrisation.

➡ **Semaines 1 et 2 :** priorité au repos et à la récupération. Reposez-vous autant que possible pour permettre à votre corps de cicatriser. Favorisez une alimentation riche en fibres pour éviter la constipation. Maintenez la zone propre et sèche, changez régulièrement vos protections hygiéniques. Adoptez des positions confortables pour allaiter et vous reposer.

➡ **Semaines 3 à 5 :** reconnexion au plancher pelvien. Pratiquez des exercices de respiration 360 ° pour détendre et mobiliser votre diaphragme. Commencez à engager doucement votre plancher pelvien avec des exercices de contraction et de relâchement, puis votre sangle abdominale de manière synchronisée.

➡ **Semaines 6 à 8 :** renforcement progressif. Continuez les exercices de respiration 360 ° et intégrez des mouvements de mobilité douce. Intensifiez les exercices d'engagement du plancher pelvien et de renforcement de la sangle abdominale.

➡ **Semaines 9 à 12 :** renforcement musculaire doux. Intégrez des exercices de renforcement musculaire doux pour tout le corps, en utilisant du petit matériel comme une balle de Pilates ou une bande élastique. Poursuivez les exercices de mobilité et de respiration.

➡ **Après 12 semaines :** reprise progressive des activités. Commencez un programme de renforcement musculaire avec une intensité progressive et une éventuelle reprise d'impacts légers et graduels.

FOCUS

ASTUCES POUR LIMITER LA CONSTIPATION

➡ Hydratez-vous régulièrement.

➡ Consommez des aliments riches en fibres tels que les fruits, les légumes, les céréales complètes et les légumineuses qui favorisent le transit intestinal.

➡ Mangez 1 ou 2 dattes avant votre entraînement. Cela vous donnera également un coup de boost pour votre séance.

➡ Pratiquez une activité physique régulière : cela aide à stimuler la digestion et à prévenir la constipation.

➡ N'ignorez pas votre besoin d'aller aux toilettes. Plus vous attendez, plus les selles peuvent devenir dures et difficiles à éliminer.

➡ Fractionnez vos repas : préférez de plus petites portions réparties tout au long de la journée plutôt que trois repas copieux. Cela peut aider à soulager la constipation.

➡ Intégrez plus d'huile d'olive dans votre alimentation. Elle agit comme un lubrifiant dans le système digestif, facilitant le passage des selles et aidant à maintenir l'hydratation du côlon. Ajoutez une cuillère à soupe sur vos aliments ou le matin à jeun pour les plus aventurières. L'huile d'olive contient également des acides gras mono-insaturés qui peuvent avoir un effet positif sur la santé intestinale. Si vous êtes en surpoids ou essayez de ralentir votre prise de poids, n'hésitez pas à en parler à votre médecin et/ou nutritionniste au préalable.

➡ Prenez des probiotiques pour une bonne santé intestinale.

➡ Adoptez une position confortable aux toilettes en utilisant un petit tabouret pour surélever vos pieds.

➡ Un massage abdominal doux avec l'accord de votre médecin peut aider à stimuler le transit intestinal.

LES 5 MOUSQUETAIRES du post-partum

Comme lors de la grossesse, plusieurs piliers vont guider votre entraînement pour une reprise sportive sécurisée, progressive et efficace. Découvrez « les 5 mousquetaires du post-partum ».

La respiration, l'atout des premiers jours

La respiration joue un rôle clé dans la remise en forme postnatale, d'autant plus que vous allez pouvoir travailler dessus sans risques dès les premiers jours après votre accouchement (QR code p. 177). Comme évoqué précédemment (lire p. 49), le diaphragme, ce muscle en forme de parapluie, peut avoir perdu de sa mobilité pendant la grossesse en raison de la présence du bébé qui limitait son expansion. En outre, des tensions musculaires se sont peut-être accumulées dans la partie supérieure de votre corps, ce qui peut altérer la mobilité de votre cage thoracique. Résultat : une mauvaise respiration qui entrave la bonne oxygénation des tissus.

FOCUS
UNE MAUVAISE RESPIRATION

Quand on ne respire pas bien, cela peut se traduire de différentes manières.

➡ **Une respiration restreinte :** il est impossible de prendre de grandes inspirations en raison des tensions musculaires.

➡ **Une respiration par les épaules :** le mouvement respiratoire est superficiel, c'est une respiration d'urgence.

➡ **Une respiration paradoxale :** le mouvement respiratoire s'inverse, on rentre son ventre en inspirant.

Nous respirons environ 22 000 fois par jour... Vous devinez l'importance d'un fonctionnement optimal de votre système respiratoire. Tout dysfonctionnement aura inévitablement des répercussions sur d'autres parties du corps qui lui sont directement liées, telles que le plancher pelvien, mais aussi sur la gestion de la pression intra-abdominale ou encore sur votre capacité à vous détendre.

Dans la première phase de votre remise en forme postnatale (lire p. 172), nous nous concentrerons donc en priorité sur la respiration. Vous apprendrez à mobiliser votre diaphragme, à relâcher les tensions dans le haut du corps et à maîtriser la méthode 360 ° pour respirer de manière efficace. Cette approche permettra d'optimiser votre rétablissement et d'améliorer votre bien-être global.

La posture à rééquilibrer au quotidien

L'attention portée à la posture constitue un pilier essentiel à prendre en compte dès les premiers jours après l'accouchement. Comme je l'ai mentionné précédemment, votre posture a été modifiée pendant la grossesse et ces changements peuvent persister après l'accouchement. Le déplacement de votre centre de gravité a créé des déséquilibres musculaires qui peuvent causer des douleurs et affecter la gestion de la pression intra-abdominale.

En outre, les nouvelles habitudes quotidiennes liées à votre vie avec bébé peuvent également ajouter un stress supplémentaire à votre posture : allaiter, donner le biberon, porter votre bébé, etc. Il est donc fondamental de travailler sur le rééquilibrage de vos chaînes musculaires et d'adopter de bonnes postures au quotidien pour favoriser votre remise en forme.

Comment s'installer pour allaiter ou donner le biberon ?

Les premiers jours, vous allez répéter ces gestes jusqu'à dix ou douze fois par jour, alors autant chercher la bonne position pour assurer votre confort.

À faire :

➡ Si possible, mettez un coussin sous votre bébé pour l'élever, cela limitera les tensions sur les muscles du haut de votre dos. Disposez également un coussin derrière votre dos pour éviter de mettre trop de pression sur votre coccyx.
➡ Posez les pieds bien à plat sur le sol, ou un peu surélevés sur un petit tabouret, pour être bien stable et confortable.
➡ Essayez de garder les épaules basses et détendues.
➡ Maintenez votre poignet droit pour éviter les risques de douleurs et/ou de tendinites.
➡ Après l'allaitement ou le biberon, ajoutez quelques mouvements doux pour dénouer les tensions dans le cou et le dos (des gestes d'automassage, des mouvements de relaxation du haut du corps, lire p. 172).
➡ Et si vous avez mal quelque part, n'ayez pas forcément le réflexe d'étirer... Parfois, le renforcement est davantage nécessaire.

À éviter :

➡ Ne vous penchez pas en avant en courbant le dos pour atteindre votre bébé.
➡ Ne laissez pas vos épaules se voûter ou se contracter vers le haut.
➡ Ne tenez pas votre bébé uniquement d'une main sans autre soutien supplémentaire.
➡ Ne vous asseyez pas sur des surfaces trop dures ou inconfortables sans coussin de soutien.

Comment porter bébé dans les bras ?

Il est primordial de prendre de bonnes habitudes pour porter votre bébé dès les premiers jours, même s'il semble encore tout léger. Mais il va vite grandir ! Adopter les bons gestes vous aidera vraiment à limiter de futures douleurs.

À faire :

➡ Répartissez votre poids de manière égale sur vos deux jambes.
➡ Gardez vos côtes alignées au-dessus de votre bassin.

➡ Détendez vos fessiers et vos épaules.
➡ Maintenez une légère flexion au niveau de vos genoux.
➡ Alternez les bras lorsque vous portez bébé.

À éviter :

➡ Ne basculez pas tout votre poids sur une seule hanche.
➡ N'avancez pas vos hanches vers l'avant (bassin en antéversion).
➡ Ne serrez pas les fesses.
➡ Ne verrouillez pas vos genoux.
➡ Ne portez pas bébé toujours du même côté.
➡ Ne gardez pas votre plancher pelvien et votre tronc constamment contractés.
➡ N'arrondissez pas vos épaules.

Comment pratiquer le portage ?

Porter bébé en écharpe ou avec un porte-bébé, c'est un vrai sport et cela demande de la force. Mais attention ! Une mauvaise posture peut aggraver un diastasis, générer de la pression intra-abdominale, provoquer des douleurs dorsales et bien d'autres maux.

Voici quelques conseils pour bien vous tenir et rendre votre expérience du portage plus agréable sur le long terme (découvrez aussi quelques exercices à faire, une fois que vous avez bien intégré la bonne posture, QR code p. 204).

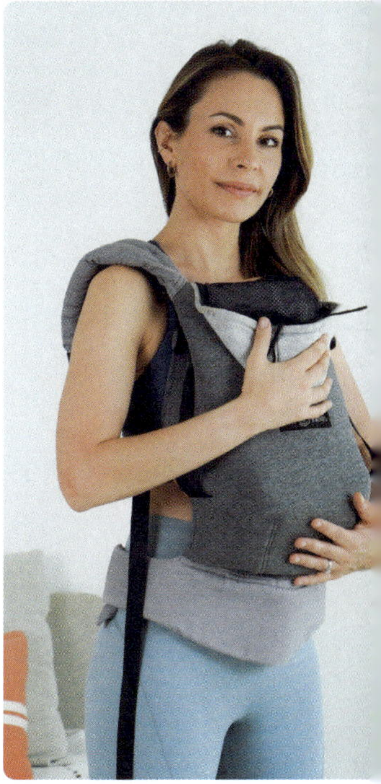

À faire :

➡ Vos oreilles doivent être alignées avec la partie antérieure de vos épaules. Évitez de pousser votre tête vers l'avant.
➡ Vos épaules sont alignées avec vos côtes.
➡ Vos côtes sont juste au-dessus du bassin.
➡ Vos hanches sont alignées avec l'arche de vos pieds.
➡ Détendez vos épaules et évitez de les voûter.
➡ Gardez la poitrine ouverte et fière.

➡ **Une astuce :** pensez toujours à opter pour une posture d'agrandissement. Imaginez que votre colonne vertébrale est « longue », comme si un fil attaché au-dessus de votre crâne vous tirait vers le plafond.

À éviter :

➡ Ne courbez pas votre dos ou vos épaules.
➡ Ne laissez pas vos hanches se projeter vers l'avant ou l'arrière.
➡ Ne gardez pas vos genoux verrouillés.
➡ Ne portez pas bébé trop bas ou trop haut.

Et comment bien installer votre bébé ?

➡ Sa tête doit reposer contre votre poitrine. Elle doit être suffisamment proche de votre tête. Le repère ? Il faut être en mesure de lui donner un bisou sur le haut de sa tête.
➡ Le ventre de bébé est contre votre ventre.
➡ Bébé doit être bien ajusté contre vous, les jambes bien écartées.
➡ **Une astuce :** basculez légèrement le bassin de bébé sous lui et arrondissez-le pour un meilleur soutien.

Comment soulever bébé du sol ?

Soulever votre bébé depuis son tapis d'éveil, son transat ou son petit lit peut paraître simple tant il est léger, mais c'est tout un art pour ne pas finir avec le dos en compote. Voici quelques conseils pratiques pour ne pas vous faire mal.

À faire :

➡ Pliez bien vos genoux comme si vous vouliez réaliser un squat pour vous baisser au niveau de votre bébé. Engagez légèrement votre sangle abdominale en même temps afin de protéger votre dos.
➡ Placez bébé tout contre vous pour le soulever, ce qui réduit l'effort et la tension exercée sur le haut de votre corps et sur votre sangle abdominale.
➡ Lorsque vous vous relevez, expirez en engageant légèrement votre sangle abdominale.

À éviter :

➡ Ne vous penchez pas en avant depuis votre taille : cela met trop de pression sur votre dos.
➡ Ne tenez pas votre bébé loin de vous lorsque vous le soulevez : cela entraîne trop de tension sur le haut du corps et sur la sangle abdominale.
➡ Ne retenez pas votre souffle en soulevant votre bébé : cela peut créer une trop grande pression intra-abdominale, dommageable pour votre sangle abdominale et votre plancher pelvien.

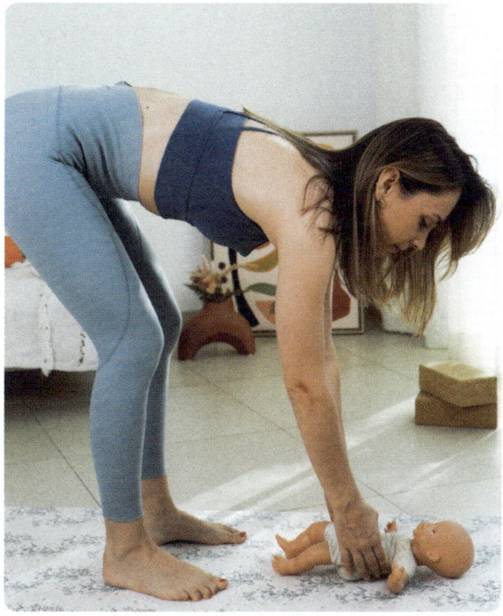

FOCUS

LE DIASTASIS APRÈS L'ACCOUCHEMENT

Le diastasis des grands droits est une condition courante après l'accouchement. Il se développe durant la grossesse et nécessite une vigilance (lire p. 51), mais il est aussi important d'y porter une attention particulière en post-partum. Le diastasis est causé par l'étirement de la ligne blanche, un tissu conjonctif reliant les muscles grands droits, et sa cicatrisation requiert autant le rapprochement des muscles que la restauration de sa fonctionnalité. Une mauvaise cicatrisation peut entraîner un ventre proéminent (comme si vous étiez enceinte de 3 ou 4 mois alors que vous avez accouché depuis plusieurs mois) ou causer des symptômes comme des maux de dos ou des fuites urinaires. Dès les premières semaines après l'accouchement, des exercices simples de respiration et de connexion au plancher pelvien sont essentiels pour réapprendre à engager les muscles abdominaux et mieux gérer la pression intra-abdominale. Vous trouverez dans le QR code (p. 177) d'autres explications sur le diastasis, comment le mesurer et des exercices adaptés.

Comment porter le siège auto (cosy) ?

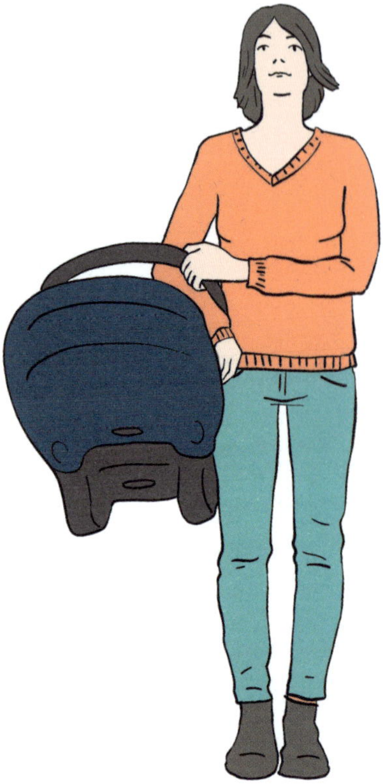

Pour le transport de votre bébé en toute sécurité, vous avez besoin d'un siège auto (ou cosy). Or, quel que soit le modèle, c'est un équipement qui pèse lourd, auquel il faut ajouter le poids de bébé. Il est nécessaire d'adopter les bons réflexes pour porter des charges lourdes.

À faire :

➡ Pliez les jambes pour descendre et prendre le siège auto.
➡ Expirez en soulevant le siège auto.
➡ Utilisez un bras pour envelopper l'anse du siège auto sur le côté (voir dessin ci-contre).
➡ Utilisez les deux mains pour tenir le siège auto devant votre corps.
➡ Gardez le siège auto près de votre corps lorsque vous le portez.

À éviter :

➡ Ne vous penchez pas en avant depuis la taille.
➡ Ne soulevez pas le siège auto de trop loin.
➡ Ne retenez pas votre souffle en le soulevant.
➡ Ne serrez pas les fesses en tenant le siège auto.
➡ Ne transférez pas tout votre poids sur une hanche en portant le siège auto.
➡ Ne maintenez pas la anse du siège sur votre bras plié.

Comment pousser la poussette ?

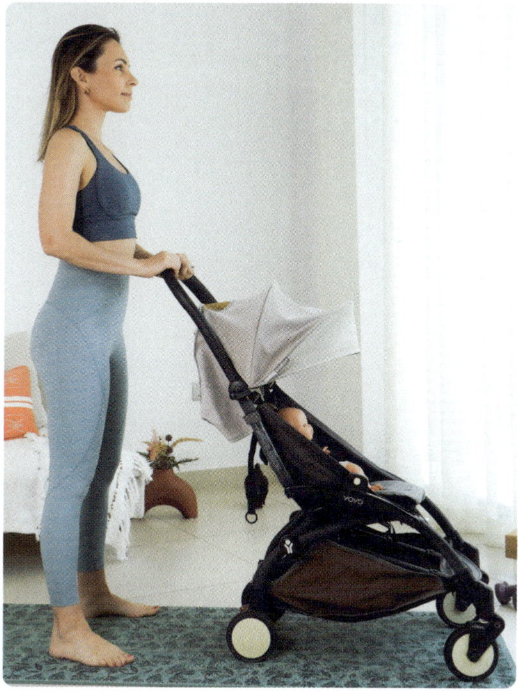

Cela peut paraître évident... et pourtant il y a quelques pièges à éviter pour que la promenade en poussette avec bébé ne soit pas synonyme de douleurs. Je vous propose plus loin des exercices avec la poussette pour lier l'utile à l'agréable (QR code p. 204).

À faire :

- ➡ Gardez la tête et le regard vers l'avant.
- ➡ Vos oreilles doivent être alignées avec la partie antérieure de vos épaules. Évitez de pousser votre tête vers l'avant.
- ➡ Créez de l'espace entre vos épaules et vos oreilles.
- ➡ Si votre poussette est ajustable, maintenez la poignée à hauteur de la taille.
- ➡ Gardez vos coudes près de votre corps.
- ➡ Penchez-vous légèrement en avant vers la poignée en engageant légèrement votre sangle abdominale.
- ➡ Surveillez votre posture en marchant et pensez à vous grandir.

À éviter :

- ➡ Ne regardez pas tout le temps vers le sol.
- ➡ Ne montez pas vos épaules vers vos oreilles.
- ➡ N'arrondissez pas les épaules vers l'avant.
- ➡ Ne vous tenez pas trop loin de votre poussette.
- ➡ Évitez de laisser vos coudes s'écarter comme des « ailes de poulet ».
- ➡ Ne serrez pas les fesses.
- ➡ Ne contractez pas constamment le plancher pelvien ou les abdominaux.

La reconnexion au plancher pelvien et à la sangle abdominale

Après l'accouchement, les muscles du plancher pelvien ont été distendus. Certaines femmes ont même subi une déchirure ou une épisiotomie, qui a fragilisé la zone.

Rappelez-vous que le plancher pelvien est le socle de votre corps, c'est lui qui soutient les organes sexuels, l'utérus, la vessie et le rectum... Il est essentiel de le renforcer en priorité et d'éviter toute pression pour se prémunir contre les fuites urinaires, la descente d'organes ou les douleurs lors des rapports sexuels.

FAQ

Pourquoi faire une rééducation du périnée et quand commencer ?

La rééducation périnéale est une étape primordiale dans le cadre de votre remise en forme. Elle aide à renforcer les muscles du plancher pelvien, qui peuvent être étirés, affaiblis ou endommagés. Le moment idéal pour entamer cette rééducation varie selon les femmes et dépend de leur accouchement et de leur état de santé. En général, après un accouchement vaginal sans complications, il est conseillé de commencer les exercices autour de 4 à 6 semaines post-partum. Cela donne le temps à votre corps d'amorcer le processus de récupération naturelle. Si vous avez eu une césarienne ou si vous avez rencontré des complications lors de l'accouchement, votre médecin ou votre sage-femme peut vous recommander d'attendre un peu plus longtemps, environ 6 à 8 semaines post-partum. Un conseil ? Pensez à réserver vos séances bien en avance afin de commencer dans les délais que vous souhaitez.

Quant à la sangle abdominale, c'est la zone qui a été le plus profondément affectée lors des derniers mois. Ses muscles ont été distendus. Pour les mamans qui ont accouché par césarienne, plusieurs tissus musculaires de leur sangle abdominale ont été sectionnés, puis recousus. C'est donc une zone que l'on va chouchouter et tonifier au plus vite.

FAQ

Suis-je obligée de faire une rééducation abdominale ?

Certaines femmes, par manque de temps et de motivation, ne font pas cette rééducation. Elle aussi est remboursée par la Sécurité sociale et elle constitue un vrai plus dans le cadre de votre remise en forme postnatale. Elle vous permet de vous reconnecter progressivement à votre sangle abdominale et d'obtenir des conseils et des exercices adaptés à votre situation. Vous pouvez réaliser cette rééducation abdominale en parallèle des exercices de ce livre.

La mobilité pour plus de confort

Porter bébé, le nourrir, lui donner le bain, rester souvent assise dans des positions pas forcément idéales... Quelle jeune maman n'a pas ressenti un jour des tensions musculaires ou un inconfort lors de l'exécution de certains mouvements ?

Réaliser des exercices de mobilité régulièrement vous aidera à retrouver une meilleure capacité de mouvement. Ainsi votre corps pourra bouger de manière fonctionnelle et vous vous renforcerez efficacement, tout en minimisant les risques de vous blesser. Grâce à une meilleure mobilité, vous pourrez également améliorer votre posture, votre flexibilité et votre équilibre, ce qui aura un impact positif sur votre bien-être global.

FOCUS

QU'EST-CE QUE LA MOBILITÉ ?

C'est la capacité à bouger librement et facilement dans toute l'amplitude de mouvement disponible pour une articulation ou un groupe d'articulations. La mobilité englobe la flexibilité des muscles et des tendons autour de ces articulations, mais aussi la santé des articulations elles-mêmes, incluant les ligaments et les capsules articulaires. La mobilité est très importante pour la performance athlétique, la prévention des blessures et la capacité à accomplir des activités quotidiennes avec aisance.

L'ŒIL
DES EXPERTS

LA RÉÉDUCATION PÉRINÉALE

AVEC SABRINA FAJAU, @SABSANTÉ,
kinésithérapeute et ostéopathe spécialisée en rééducation abdomino-pelvienne.

DIVERSES TECHNIQUES DE RÉÉDUCATION

On peut rééduquer le périnée de différentes manières.

- **Manuelle :** cela correspond à un toucher vaginal (et/ou rectal) pour vous guider dans l'utilisation de vos muscles.
- **Électrostimulation :** avec l'aide d'une sonde, un léger courant est envoyé aux muscles pour qu'ils se contractent, plus exactement pour qu'ils se réveillent.
- **Biofeedback :** là aussi, une sonde est insérée dans votre vagin. Toutefois il n'est plus question d'envoyer un courant électrique, mais de capter la contraction de votre périnée.
- **Posturale :** le bon maintien de la posture va permettre au périnée de mieux travailler.
- **Respiratoire :** le périnée est parallèle au diaphragme et travaille en synergie avec lui.
- **Abdominale :** le muscle le plus profond de la sangle abdominale entraîne une contraction du périnée. Il me paraît donc indispensable d'utiliser correctement ses abdominaux pour avoir un bon périnée.

LAQUELLE EST LA MEILLEURE ?!

Il n'y a pas une rééducation meilleure que l'autre : il faut utiliser la technique de rééducation la plus appropriée suite au bilan périnéal.

J'ai une préférence pour un démarrage par une technique manuelle, la seule où le kinésithérapeute ou la sage-femme peut vous guider pour une rééducation optimale.

Si vous optez pour l'électrostimulation, cela ne suffira pas : en effet, cette technique permet de réveiller un muscle, et non pas de le rendre fonctionnel.

Le biofeedback est un outil intéressant quant à lui, mais il est nécessaire dans un premier temps de s'assurer de la qualité de la contraction. Si vous serrez les fesses par exemple, ou que vous poussez avec votre périnée, la sonde captera une contraction forte, mais votre périnée ne travaillera pas dans de bonnes conditions.

Notez que les techniques qui ne font travailler que le périnée ne suffiront jamais... Oui, vous lisez bien : jamais ! En effet, il est nécessaire de réintégrer le périnée dans ses fonctions, et pour cela il doit travailler correctement dans la respiration, mais aussi avec le renforcement des abdominaux.

Votre rééducation doit être adaptée à votre niveau. Si vous êtes sédentaire, avec un cours de sport par semaine, ce que vous demandez à votre périnée n'est pas la même chose que si vous pratiquez du CrossFit trois fois par semaine, ou que si vous êtes infirmière, aide-soignante ou exercez un autre métier pour lequel vous levez du poids et marchez beaucoup.

TOUTE RÉÉDUCATION PÉRINÉALE DOIT ÊTRE COUPLÉE À UNE RÉÉDUCATION ABDOMINALE.

Le renforcement musculaire en douceur

Le renforcement musculaire s'intègre petit à petit aux quatre piliers que je viens d'aborder. En effet, il est nécessaire de travailler d'abord sur la respiration, la posture, la reconnexion au plancher pelvien et à la sangle abdominale, puis sur la mobilité, et d'en maîtriser les différents points clés, avant de reprendre des exercices de renforcement musculaire. Votre entraînement sera alors guidé par les maîtres-mots douceur et progression.

L'objectif est toujours le même : il faut renforcer les chaînes musculaires qui se sont affaiblies durant la grossesse et au début du post-partum, afin de rééquilibrer votre posture globale pour un corps fort qui vous permettra de bouger sans douleur et sans blessure dans votre quotidien de jeune maman.

En post-partum, le renforcement musculaire commence souvent par des mouvements en poids du corps avec la réalisation d'exercices fonctionnels (lire p. 178). Puis vous pouvez ajouter de petits équipements pour apporter un peu plus de challenge : par exemple, une bande élastique, une balle de Pilates, etc.

FOCUS
QU'EST-CE QU'UN EXERCICE FONCTIONNEL ?

Les exercices fonctionnels sont des mouvements qui imitent les activités de la vie quotidienne et qui renforcent les muscles utilisés dans ces tâches. Ils améliorent la force, la stabilité et la mobilité, ce qui peut aider à prévenir les blessures et à améliorer votre mieux-être au quotidien. Par exemple, le squat correspond à l'action de s'asseoir sur une chaise ou sur les toilettes, le press au-dessus de la tête équivaut à aller chercher quelque chose dans un placard en hauteur.

L'intensité est faible au début, car il faut donner le temps à votre corps de retrouver la connexion muscle/cerveau. Celle-ci a probablement été altérée pour certaines parties musculaires de votre corps, notamment la sangle abdominale, le plancher pelvien, les fessiers… Puis, une fois que la bonne réalisation des mouvements est acquise, que vous réussissez à engager les muscles concernés de la bonne manière, que vous vous sentez à l'aise dans l'exécution du mouvement, vous pouvez augmenter l'intensité.

FOCUS
COMMENT AUGMENTER L'INTENSITÉ D'UNE SÉANCE ?

➡ **Augmenter la charge :** ajouter des poids supplémentaires ou augmenter la résistance pour solliciter davantage les muscles.
➡ **Réduire les temps de repos :** diminuer les temps de récupération entre les exercices pour maintenir une intensité élevée tout au long de la séance.
➡ **Augmenter le volume :** augmenter le nombre de répétitions, de séries ou le temps d'entraînement pour augmenter l'intensité globale de l'entraînement.
➡ **Introduire des exercices plus avancés :** ajouter des exercices plus complexes ou difficiles pour stimuler davantage les muscles et le système cardiovasculaire.
➡ **Intégrer des intervalles :** alterner entre des périodes d'effort intense et de récupération pour augmenter l'intensité globale de l'entraînement.
➡ **Varier les exercices :** introduire de nouveaux mouvements ou changer l'ordre des exercices pour défier les muscles de différentes façons.

VOS ENTRAÎNEMENTS au fil des mois

Cette partie pratique est conçue pour vous accompagner pas à pas dans votre remise en forme postnatale afin de retrouver la force, la mobilité et l'endurance nécessaires pour mener de front et en harmonie votre vie de femme et de maman active.

Cette remise en forme postnatale va se faire progressivement, en respectant votre rythme et avec beaucoup de bienveillance envers votre corps qui a donné la vie.

➡ **La première phase,** qui correspond au premier mois après votre accouchement, est dédiée à la récupération. Durant cette période, l'objectif principal est de vous reposer, de mettre en place votre allaitement si vous avez ce projet, de faire la connaissance de votre bébé et de soutenir votre corps dans son travail de cicatrisation interne et externe.

Cette période de repos et de récupération va être accompagnée de séances douces qui vous permettront de vous reconnecter progressivement à votre corps et de réactiver petit à petit votre plancher pelvien et votre sangle abdominale qui ont été fortement sollicités pendant la grossesse et l'accouchement. Un travail de respiration et de mobilité est également recommandé afin de préparer les bases pour une reprise sportive en douceur dans quelques semaines. Ces mouvements simples, que vous pouvez réaliser avec votre bébé à côté de vous, vont favoriser la circulation, aider à réduire les inconforts et poser les fondations solides de la récupération.

➡ **La deuxième phase,** qui couvre les deuxième et troisième mois après l'accouchement, vise à renforcer les muscles profonds, en particulier ceux du tronc et du plancher pelvien. Vous apprendrez des exercices adaptés pour rééduquer votre sangle abdominale et le reste de votre corps en douceur, afin de bouger sans vous blesser dans votre quotidien (par exemple, porter votre bébé, le cosy... tout en sachant bien gérer votre pression intra-abdominale). Il est important de consolider ces bases avant de passer à des mouvements plus intenses. Cette phase vous offre la possibilité de retrouver de la force et de la confiance dans votre corps, sans précipitation.

➡ **La troisième phase,** qui va de quatre à six mois après l'accouchement, marque le début d'un renforcement plus global de votre corps. Les exercices deviennent plus variés et sollicitent différents groupes musculaires, avec un accent sur l'incorporation de charge progressive afin de développer votre masse musculaire. Vous commencerez à intégrer des mouvements plus dynamiques, qui vous permettront de ressentir un regain d'énergie et de vitalité. Cette étape est importante pour passer à un niveau de forme plus avancé, tout en restant à l'écoute de votre corps.

➡ **Enfin, la quatrième phase,** de sept à neuf mois après l'accouchement, est celle où l'on vise à retrouver un niveau de forme plus fonctionnel et complet. Ici, vous travaillerez sur la puissance, l'agilité et l'endurance, avec des exercices qui vous préparent à la reprise d'activités plus intenses, selon vos envies et les impacts. C'est la phase où vous commencez à vous reconnecter pleinement avec votre corps dans sa globalité.

1er MOIS

SÉANCE stretching mobilité

Bouger votre corps de manière douce et relâcher les tensions grâce à des mouvements de stretching et de mobilité vous aideront à vous reconnecter progressivement à votre corps. Ces mouvements peuvent être réalisés dans votre lit avec bébé à côté de vous.

Détente mobilité nuque

➡ **Position de départ** : asseyez-vous en restant droite, les jambes croisées et les épaules relâchées.

➡ **Mouvement** : avec une main, inclinez doucement la tête vers l'épaule, en gardant le dos droit. Respirez profondément et maintenez l'étirement quelques secondes. Relâchez, puis répétez de l'autre côté.

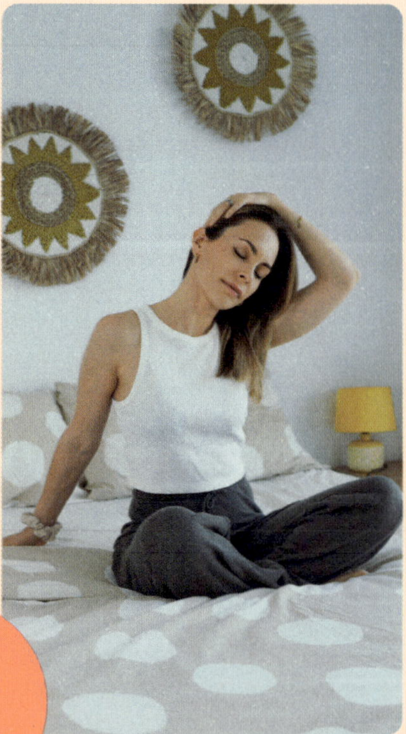

Répétez 4 à 6 fois chaque mouvement.

Détente mobilité nuque

➡ **Position de départ** : asseyez-vous en restant droite, les jambes croisées, les épaules relâchées.

➡ **Mouvement** : inclinez doucement la tête vers l'arrière, en étirant l'avant du cou 1. Maintenez la position pendant quelques secondes, en respirant profondément. Redressez ensuite lentement la tête et emmenez votre menton vers vos clavicules pour étirer la partie postérieure de votre cou 2.

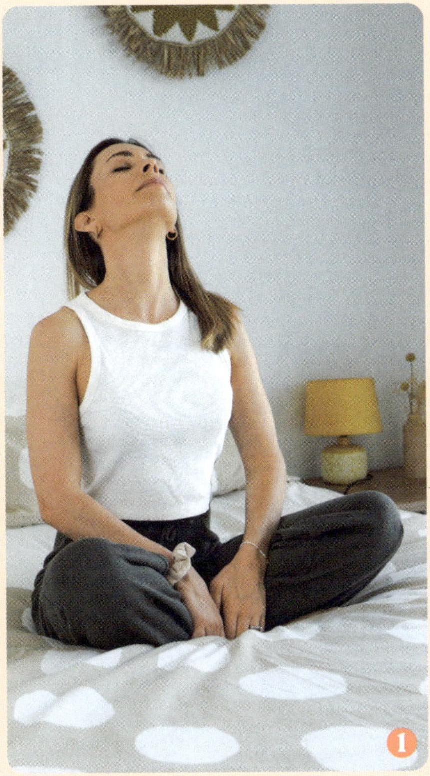

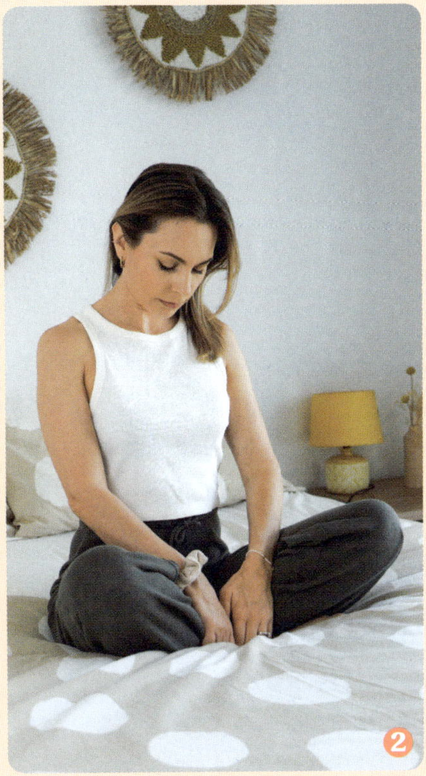

Détente mobilité torse

➡ **Position de départ** : asseyez-vous en restant droite, les jambes croisées, les mains derrière le dos, doigts entrelacés.

➡ **Mouvement** : expirez et, en inspirant, redressez le buste, ouvrez la poitrine et tirez les mains vers l'arrière. Inclinez doucement la tête vers l'arrière pour accentuer l'étirement. Maintenez la position quelques secondes en respirant naturellement. Relâchez et revenez à la position initiale.

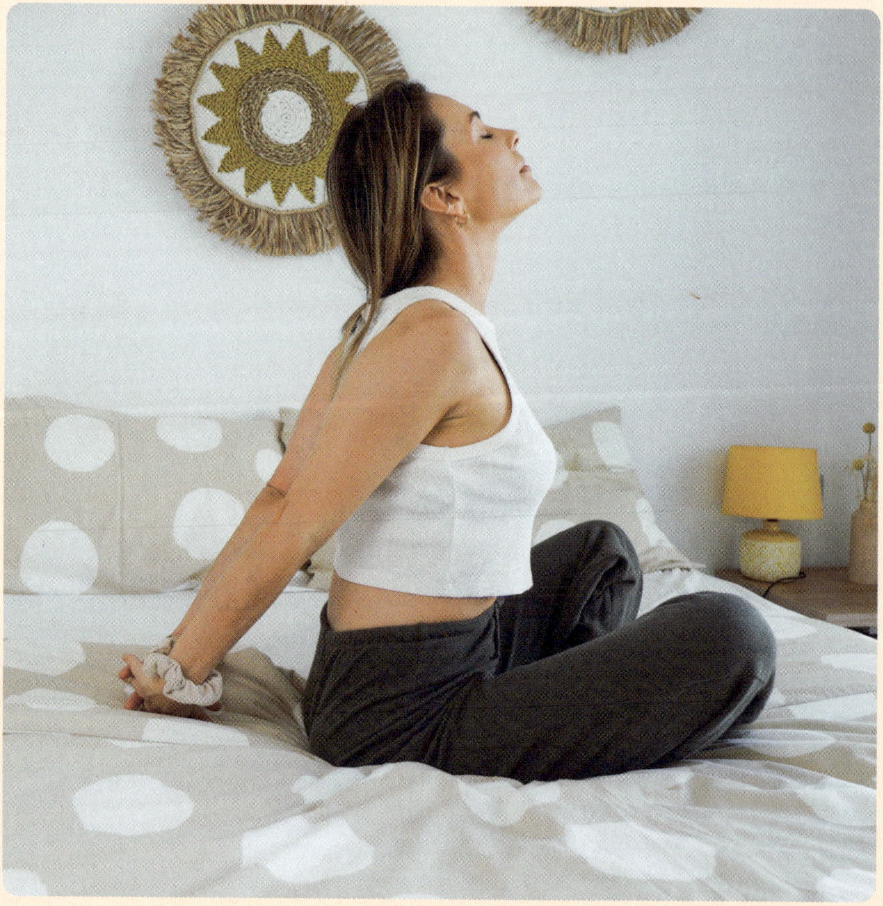

Détente mobilité buste et dos

➡ **Position de départ** : mettez-vous à genoux, les hanches posées sur vos talons ou légèrement surélevées si votre ventre vous gêne, le reste du corps plus ou moins allongé avec les bras devant vous au sol.

➡ **Mouvement** : inspirez et, en expirant, relâchez le buste vers le sol en étendant vos bras vers l'avant. Laissez le front toucher le sol et maintenez la position en respirant profondément 1. Relâchez les tensions dans le dos et les épaules pendant quelques secondes. Réalisez ensuite ce même mouvement à droite et à gauche 2.

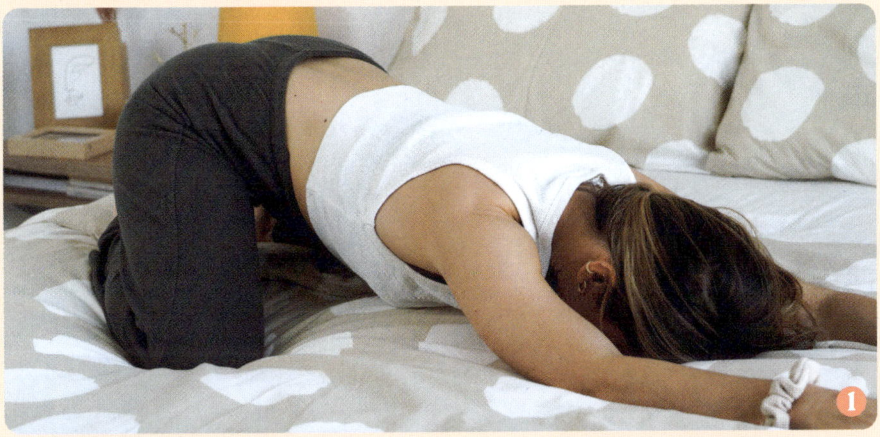

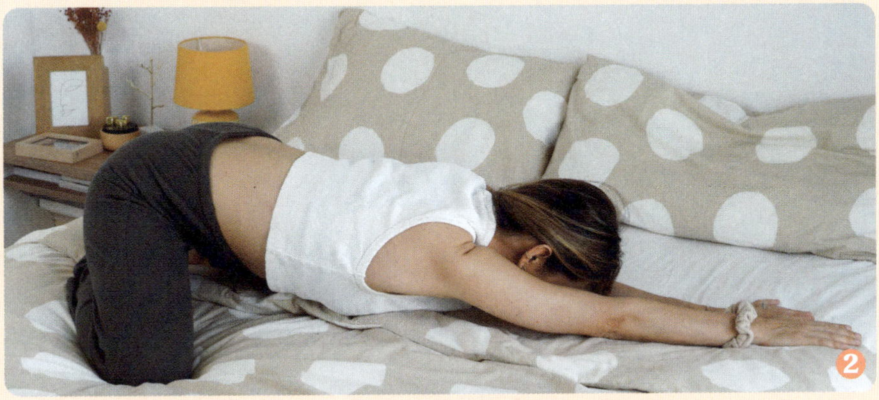

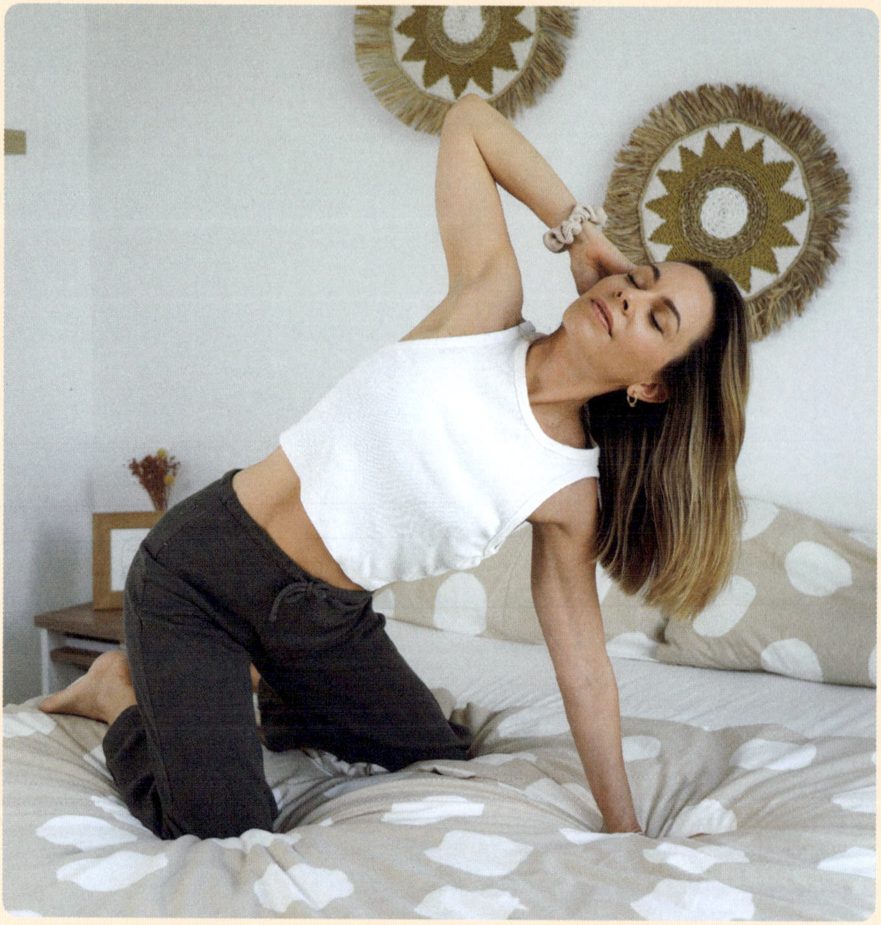

Détente mobilité thorax et hanche

➡ **Position de départ** : mettez-vous à quatre pattes, genoux sous les hanches, mains sous les épaules. Placez une main derrière la tête.

➡ **Mouvement** : inspirez en ouvrant le coude et la poitrine vers le plafond, faites une légère torsion. Expirez en ramenant le coude vers le sol. Répétez de chaque côté, en contrôlant le mouvement et la respiration.

Détente mobilité thorax et hanche

➡ **Position de départ** : mettez-vous à quatre pattes, genoux sous les hanches et mains sous les épaules.

➡ **Mouvement** : inspirez et, sur l'expiration, glissez votre bras gauche sous votre bras droit, en posant l'épaule gauche et la tête (tournée vers la droite) au sol. Maintenez la position pendant quelques secondes, en respirant profondément. Revenez à la position de départ et répétez le mouvement de l'autre côté.

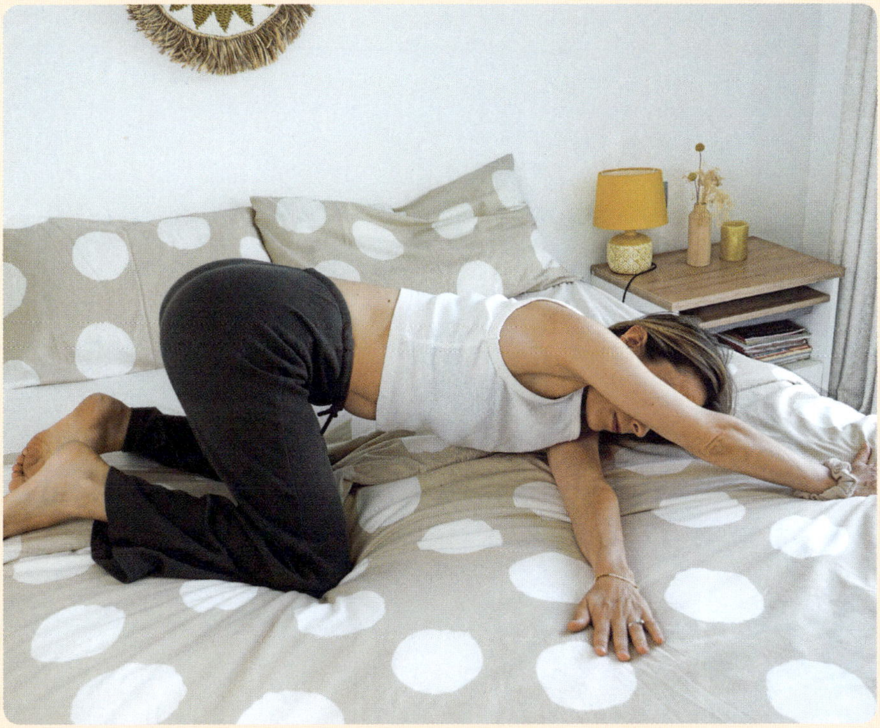

Flashez le QR code ci-contre pour accéder aux vidéos thématiques

Comment bien se relever de son lit ?
Comment bien respirer ?
Respiration et plancher pelvien - 1er mois
Diastasis après accouchement

2e AU 3e MOIS

RENFORCEMENT et mouvements fonctionnels

Recommencer à bouger avec des exercices de fitness issus des mouvements de votre vie de tous les jours de jeune maman est essentiel afin de reprendre en douceur et de vous sentir plus forte au quotidien sans vous blesser.

Squat et overhead press

➡ **Position de départ** : placez-vous debout, pieds écartés de la largeur du bassin, orteils vers l'extérieur. Inspirez et fléchissez les genoux pour vous mettre en position de squat, en gardant les mains à hauteur des épaules (vos bras sont pliés) ❶.

➡ **Mouvement** : expirez et remontez de la position de squat en poussant sur vos talons et tout en essayant d'engager votre périnée, c'est-à-dire en l'aspirant vers le haut. Levez simultanément vos bras au plafond, tout en engageant votre transverse ❷. Inspirez quand vous revenez en position de départ et sur la descente du squat.

Répétez
8 à 12 fois
chaque mouvement
avec un temps de pause
entre chaque (10 à
20 secondes environ)
et effectuez
2 à 4 séries.

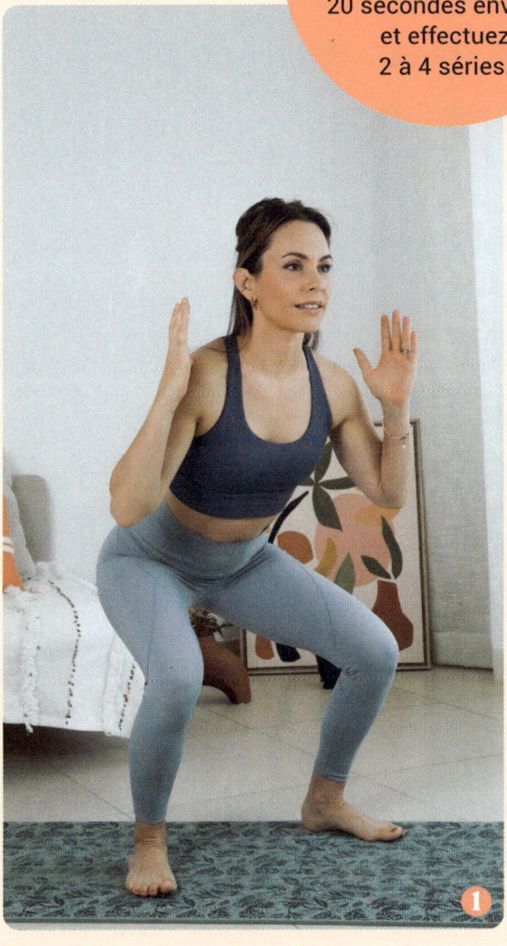

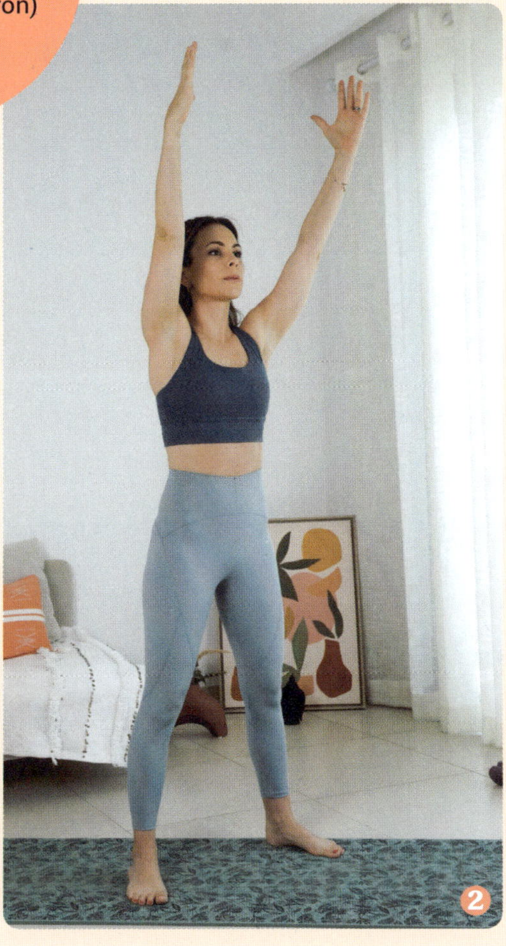

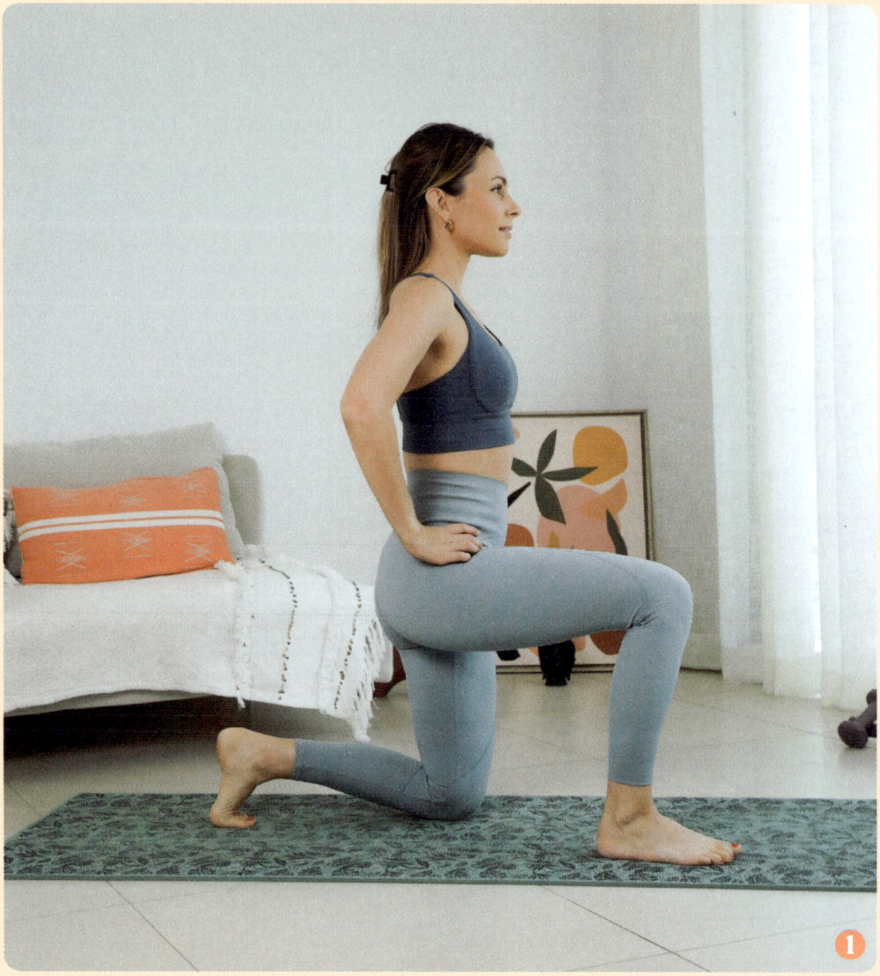

Fente avec maintien au sol

➡ **Position de départ** : commencez à genoux, avec une jambe pliée devant vous à 90 ° pied à plat, et les mains sur les hanches 1.

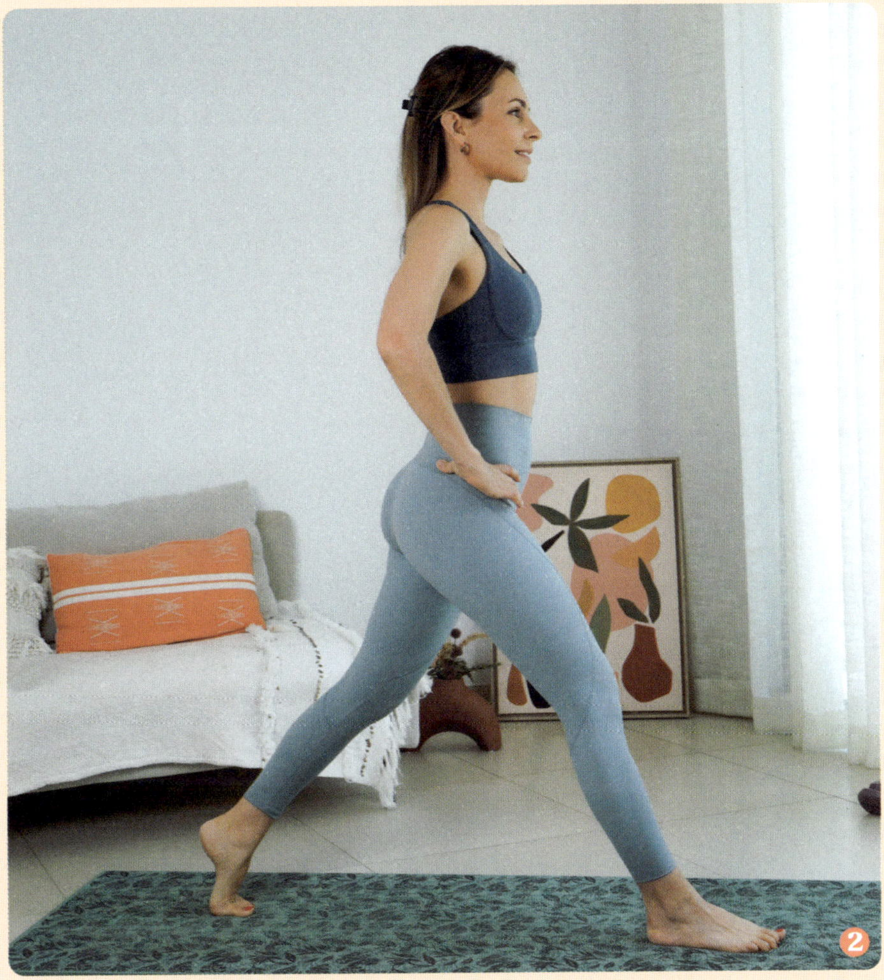

➡ **Mouvement** : en appuyant sur le talon du pied avant, relevez-vous jusqu'à la position debout ②. Expirez sur la remontée en engageant votre périnée et votre sangle abdominale. Vous pouvez vous aider légèrement d'un mur ou d'une chaise si vous manquez de stabilité. Une fois debout, redescendez doucement en position de départ, en contrôlant le mouvement.

Squat 3 rebonds

➡ **Position de départ** : debout, pieds écartés de la largeur des épaules, orteils légèrement vers l'extérieur, le dos droit, les bras pliés devant vous.

➡ **Mouvement** : descendez en position de squat, les fesses vers l'arrière et les genoux pliés. Une fois en bas, réalisez 3 petits rebonds en gardant le contrôle du mouvement. Remontez de la position de squat en poussant sur vos talons tout en essayant d'engager votre sangle abdominale et votre périnée, c'est-à-dire en l'aspirant vers le haut.

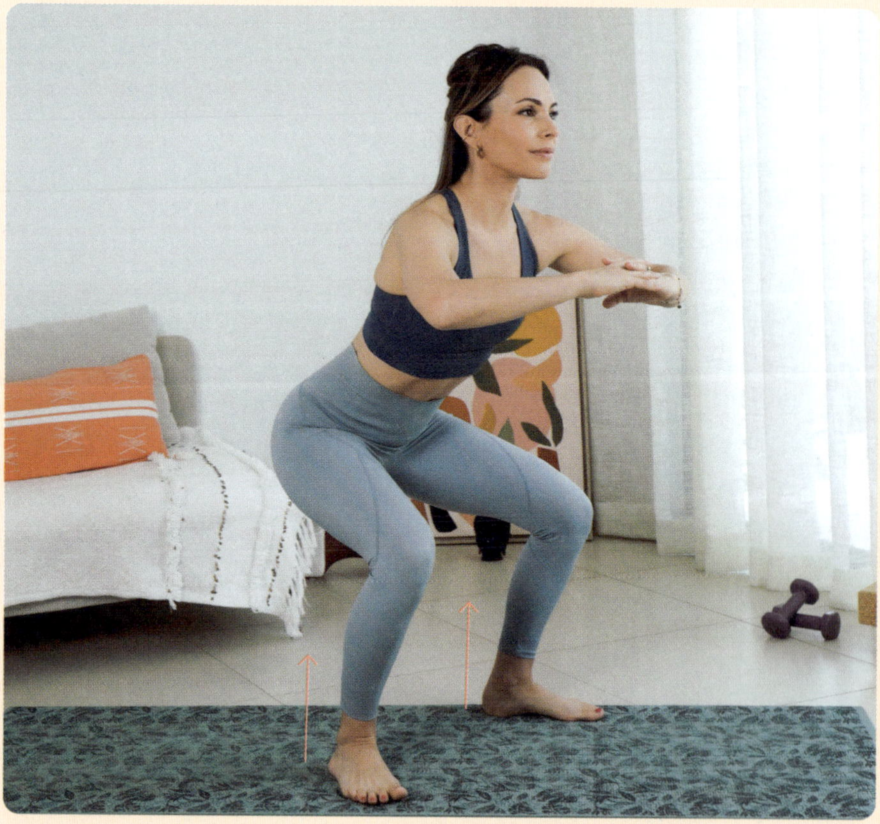

Effectuez 3 petits rebonds en gardant les genoux fléchis et le dos bien droit.

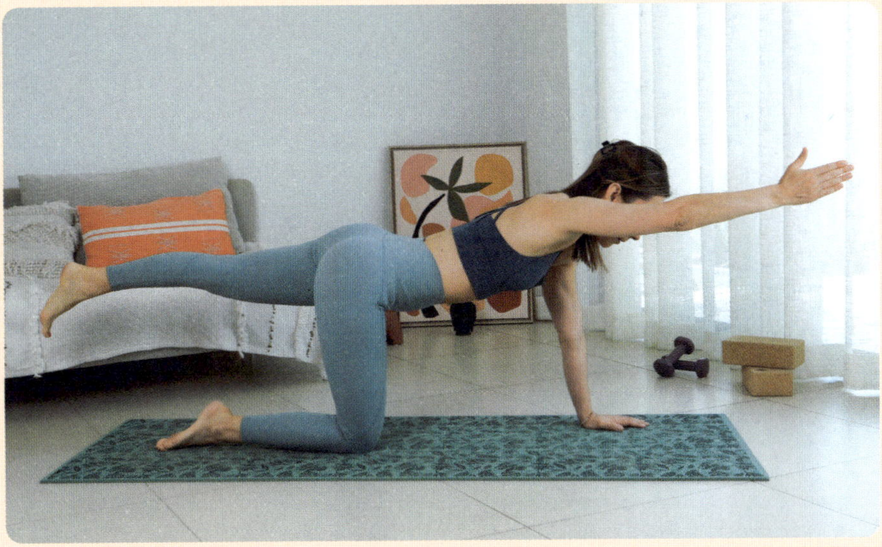

Extension bras et jambe opposés

➡ **Position de départ** : mettez-vous à quatre pattes, les genoux sous les hanches et les mains sous les épaules, le dos droit et le regard vers le sol.

➡ **Mouvement** : sur l'expiration, tendez un bras devant vous et la jambe opposée derrière, en gardant le bassin stable et le dos bien aligné. Engagez votre périnée et votre sangle abdominale. Inspirez en ramenant lentement la main et le genou vers la position initiale sans cambrer le dos et relâchez la contraction du périnée. Alternez les côtés.

Flashez le QR code ci-contre
pour accéder aux vidéos thématiques
Mobilité et stretching - 2e au 3e mois
Respiration et plancher pelvien - 2e au 3e mois

4e au 6e mois

TOTAL body

Ici, vous allez pouvoir réintroduire des résistances dans vos entraînements avec une bande élastique ou des poids légers à moyens. C'est essentiel pour développer votre masse musculaire et vous faire progresser.

Squat avec écart

➡ **Position de départ** : debout, pieds écartés de la largeur des hanches, tenez une bande de résistance tendue devant vous.

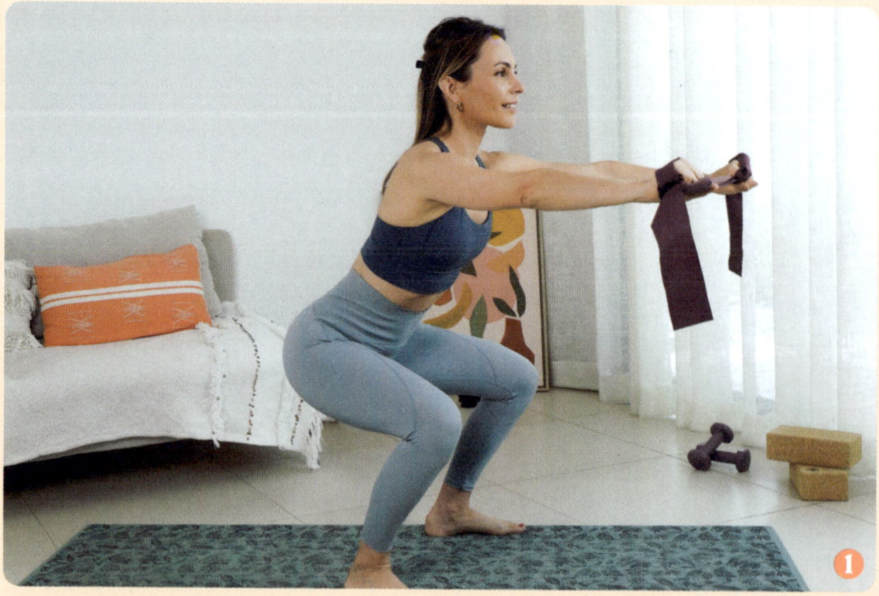

1

➡ **Mouvement** : fléchissez les genoux en descendant en position de squat tout en maintenant la bande tendue 1. Remontez en tirant la bande des deux côtés 2 pour la ramener vers votre poitrine tout en aspirant votre périnée et en engageant votre sangle abdominale.

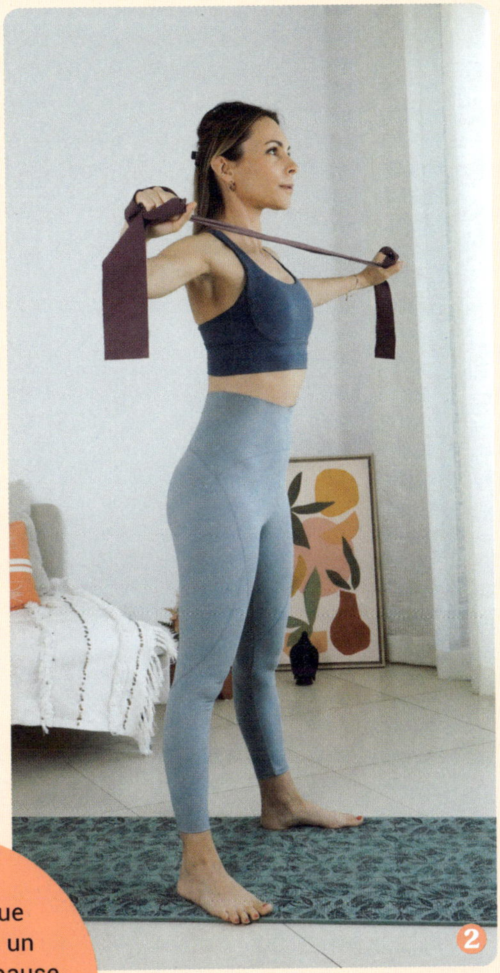

2

Répétez 12 fois chaque exercice avec un petit temps de pause entre chaque (entre 10 à 20 secondes) et effectuez 4 séries.

Deadlift

Position de départ : debout, pieds écartés de la largeur des hanches, une bande de résistance sous les pieds, en tenant fermement les extrémités dans chaque main. Pliez légèrement les genoux et basculez les hanches en arrière, en gardant le dos droit (1).

Mouvement : en engageant les muscles des fessiers et des cuisses, poussez sur les talons et redressez-vous en tirant la bande jusqu'à ce que vous soyez debout, les bras tendus le long du corps (2). Revenez lentement à la position de départ en contrôlant la descente (1).

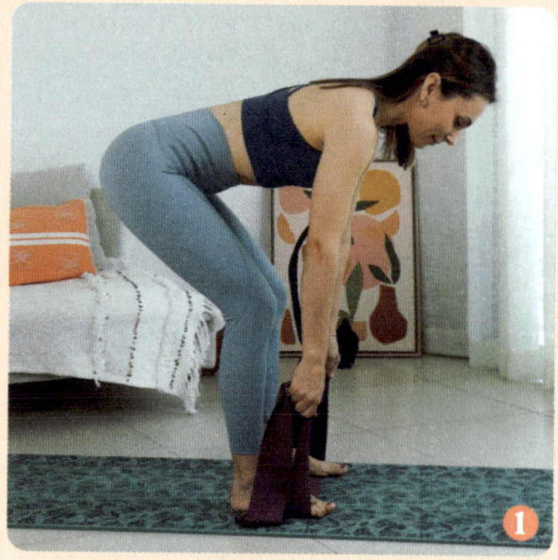

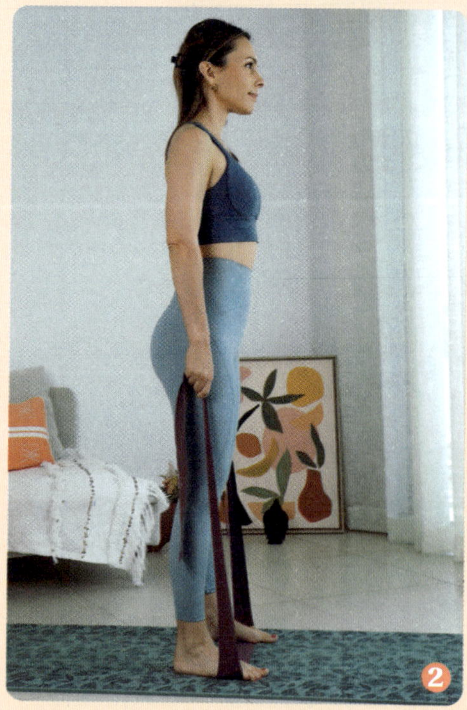

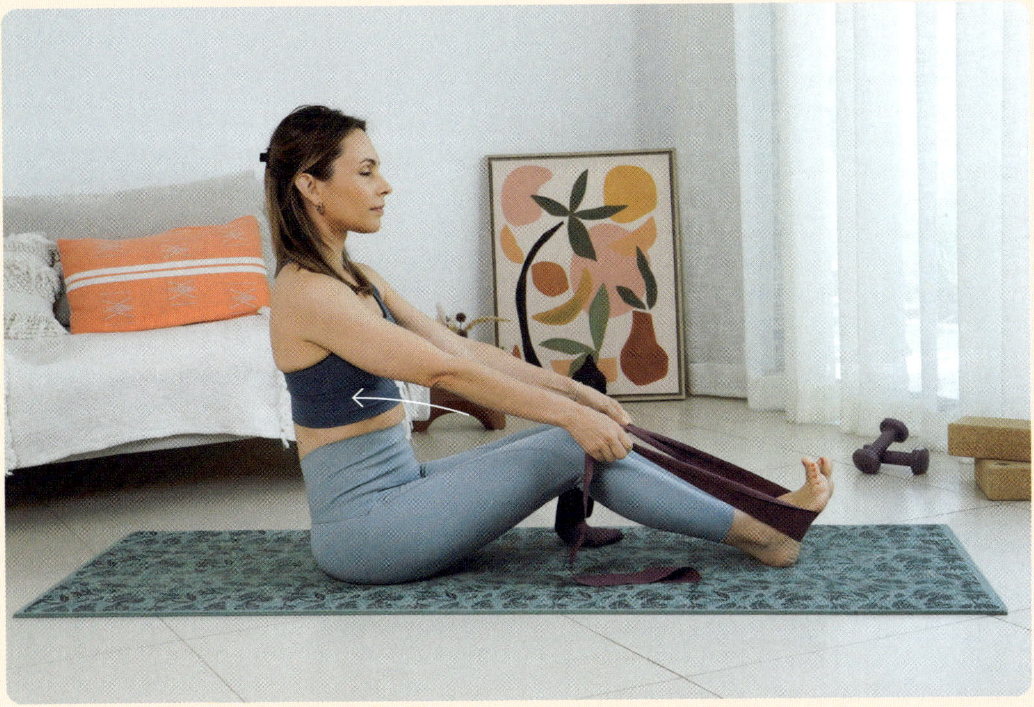

Tirez la bande vers vous en ramenant vos coudes vers l'arrière et en rapprochant vos omoplates.

Tirage assise

➡ **Position de départ** : asseyez-vous les jambes tendues devant vous avec les genoux déverrouillés (non tendus), une bande de résistance enroulée autour de vos pieds. Tenez les extrémités de la bande dans chaque main, dos droit et épaules relâchées.

➡ **Mouvement** : en gardant le dos droit, tirez la bande vers vous en ramenant vos coudes vers l'arrière et vos omoplates l'une vers l'autre. Revenez lentement à la position de départ en contrôlant la tension de la bande.

Extension bras et jambe opposés avec écart

➡ **Position de départ** : mettez-vous à quatre pattes, les genoux sous les hanches et les mains sous les épaules, le dos droit et le regard vers le sol. Inspirez.

➡ **Mouvement** : sur l'expiration, tendez un bras devant vous et la jambe opposée derrière, en gardant le bassin stable et le dos bien aligné. En restant en suspension, écartez légèrement le bras et la jambe vers l'extérieur. Engagez votre sangle abdominale. Inspirez en ramenant lentement la main et le genou vers la position initiale sans cambrer le dos et relâchez la contraction sur votre périnée. Alternez les côtés.

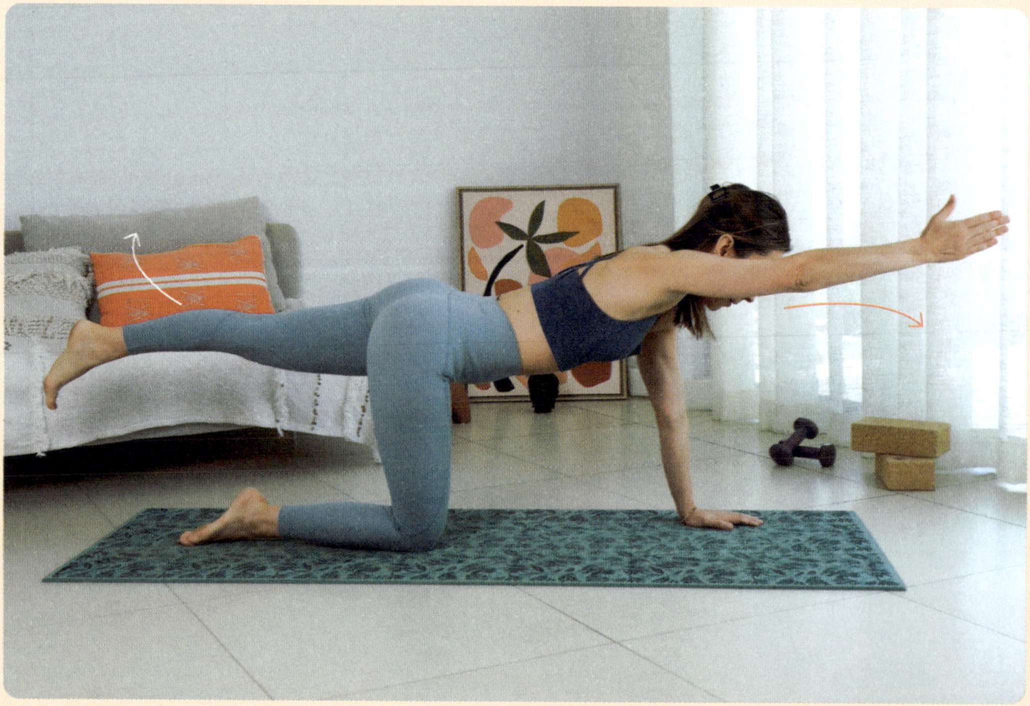

En restant en suspension, écartez légèrement le bras et la jambe vers l'extérieur.

Walking squat

➡ **Position de départ** : placez-vous en position de squat avec les pieds écartés de la largeur des hanches, la bande élastique autour des cuisses et juste au-dessus des genoux.

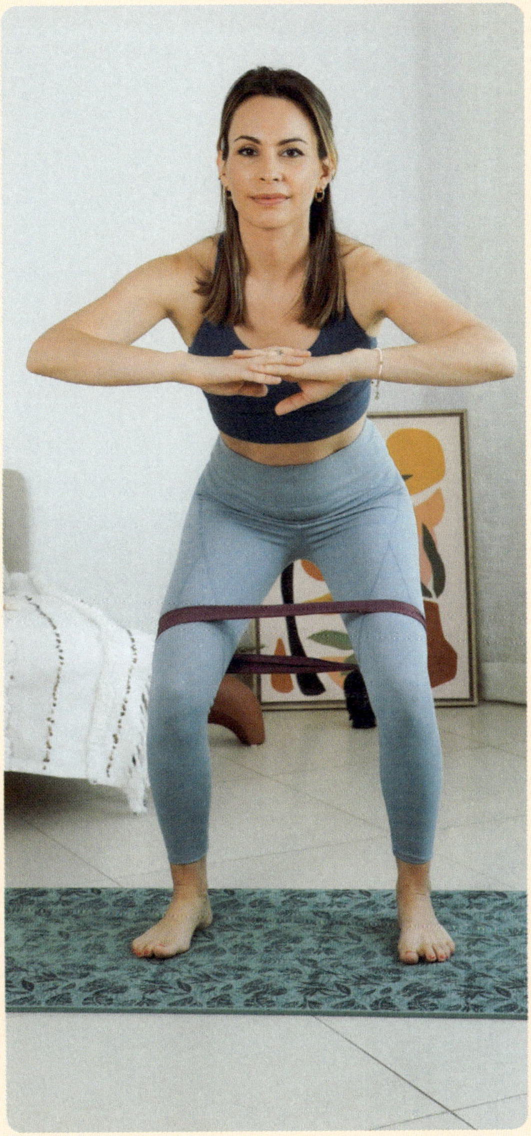

➡ **Mouvement** : maintenez la position de squat en suspension, puis déplacez-vous latéralement vers la droite, en maintenant la tension sur la bande (un déplacement donc à petits pas). Revenez petit à petit vers la gauche. Assurez-vous de garder le dos droit et la sangle abdominale engagée.

4e au 6e mois

BAS du corps

Fente

➡ **Position de départ** : debout, pieds écartés de la largeur du bassin.

➡ **Mouvement** : faites un grand pas en arrière avec une jambe pour descendre en fente **1** jusqu'à ce que les deux genoux soient pliés environ à 90 °. Revenez en position debout en poussant sur le talon avant et en expirant.

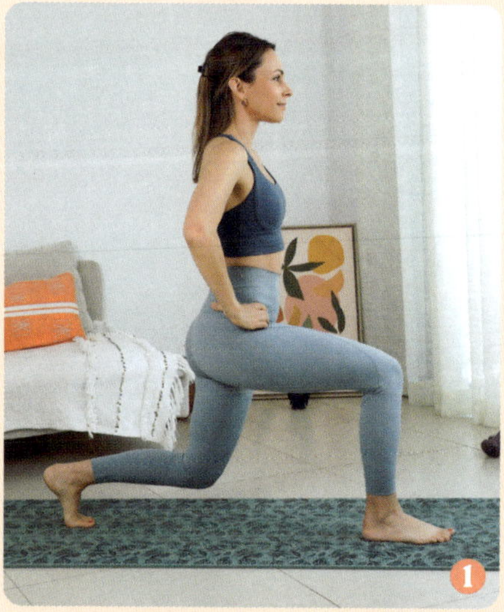

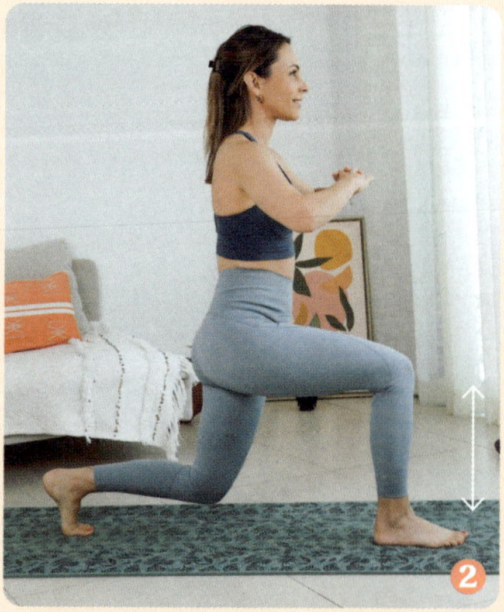

Refaites le même exercice en ajoutant 10 petits rebonds quand vous êtes en fente **2**.

Répétez 12 fois chaque exercice avec un petit temps de pause entre chaque (entre 10 à 20 secondes) et effectuez 4 séries.

Vous pouvez ajouter des poids légers à moyens si vous le souhaitez et si vous vous sentez prête.

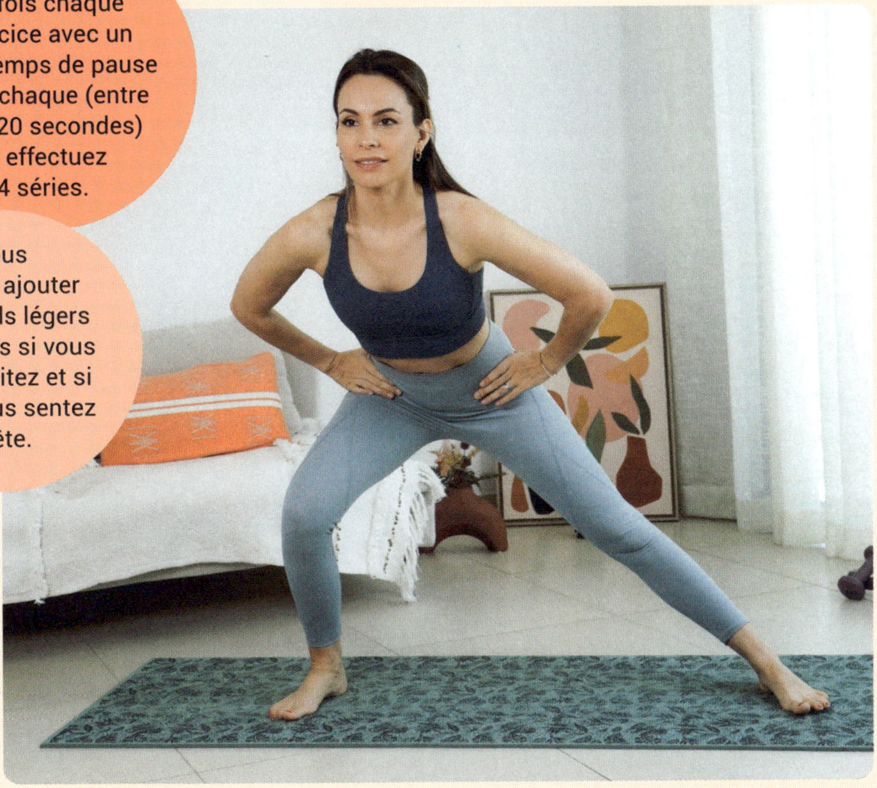

Fente sur le côté

➡ **Position de départ** : debout, les pieds écartés de la largeur des hanches.

➡ **Mouvement** : faites un grand pas sur le côté en pliant le genou de la jambe qui s'écarte et en gardant l'autre jambe tendue. Descendez en fente latérale en gardant le dos droit et la sangle abdominale engagée. Revenez à la position initiale en poussant sur le talon de la jambe pliée.

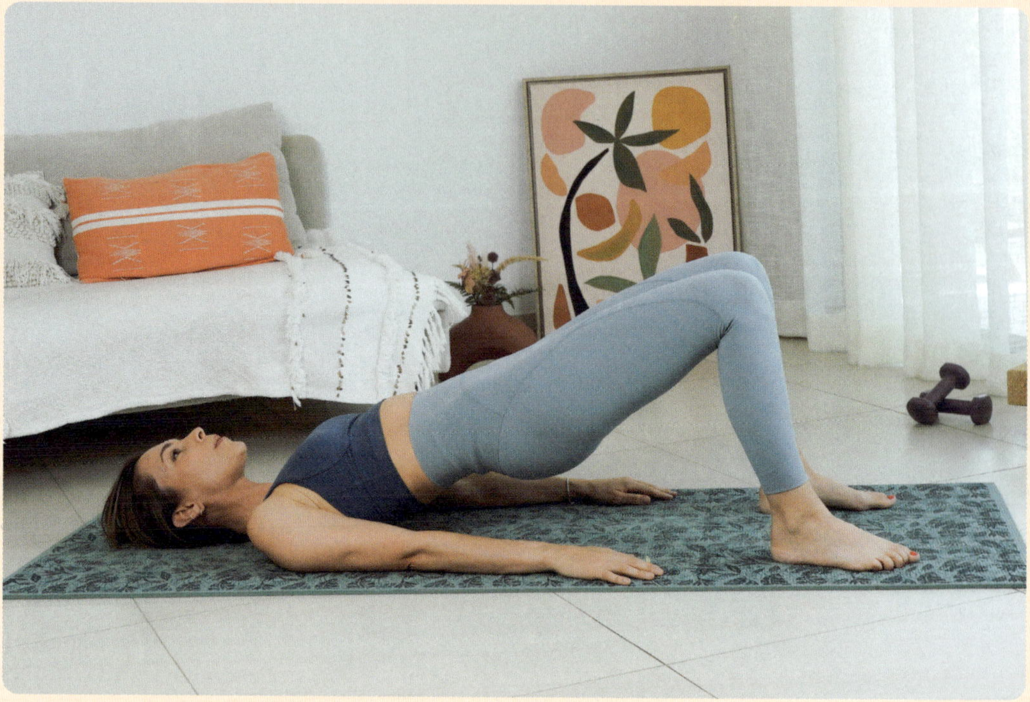

Pont

➡ **Position de départ** : allongez-vous sur le dos, les genoux pliés, les pieds à plat sur le sol écartés de la largeur des hanches et les bras le long du corps.

➡ **Mouvement** : en engageant vos fessiers, votre sangle abdominale et votre périnée, poussez sur vos talons pour soulever lentement vos hanches vers le plafond. Montez jusqu'à former une ligne droite entre vos genoux et vos épaules. Redescendez lentement à la position de départ en contrôlant le mouvement.

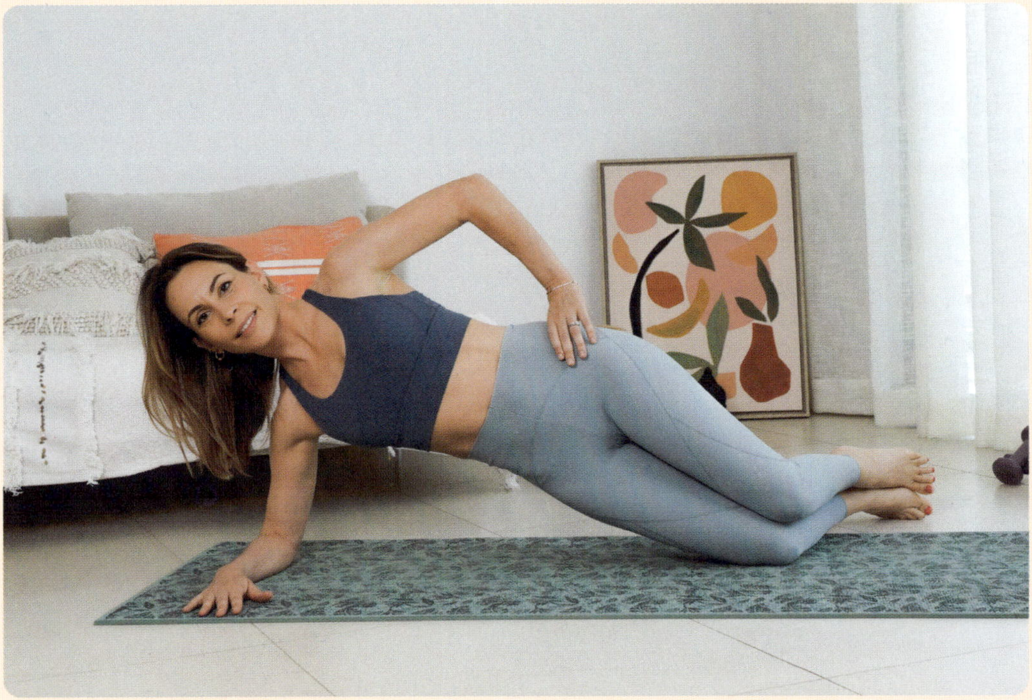

Planche sur le côté

➡ **Position de départ** : allongez-vous sur le côté, l'avant-bras au sol sous votre épaule, les genoux pliés, l'un sur l'autre.

➡ **Mouvement** : en engageant votre sangle abdominale et votre périnée, soulevez vos hanches du sol pour aligner votre corps des genoux aux épaules. Maintenez la position quelques secondes en respirant de manière fluide.

Flashez le QR code ci-contre
pour accéder aux vidéos thématiques
Haut du corps - 4e au 6e mois
Mobilité et stretching - 4e au 6e mois
Respiration et plancher pelvien - 4e au 6e mois

7e AU 9e MOIS

TOTAL body

On introduit à ce stade des mouvements qui sollicitent en même temps le haut du corps et le bas du corps, tout en challengeant votre sangle abdominale. Vous pouvez augmenter la charge de vos poids en fonction de votre ressenti.

Squat et overhead press

➡ **Position de départ** : tenez-vous debout, pieds écartés de la largeur des épaules, haltères posés sur vos épaules.

➡ **Mouvement** : descendez en position de squat en pliant les genoux 1. En vous relevant, poussez avec les talons en aspirant votre périnée et montez les haltères au-dessus de la tête tout en engageant bien votre sangle abdominale 2, puis redescendez les haltères sur vos épaules.

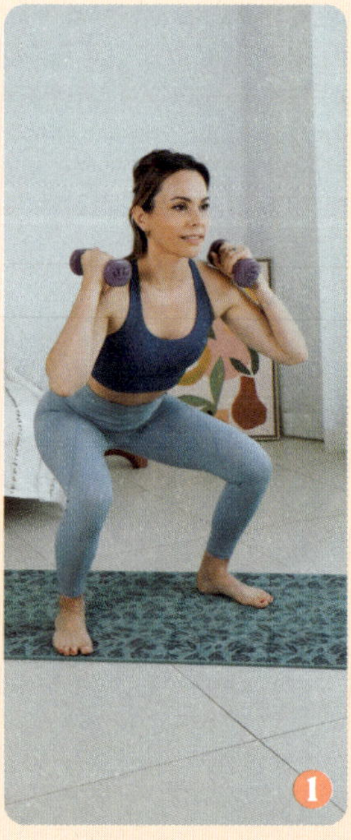
1

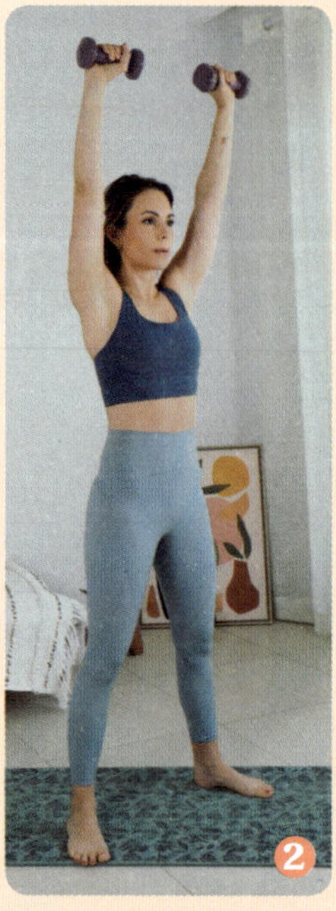
2

Répétez
12 fois chaque
exercice avec un
petit temps de pause
entre chaque (entre
10 à 20 secondes)
et effectuez
4 séries.

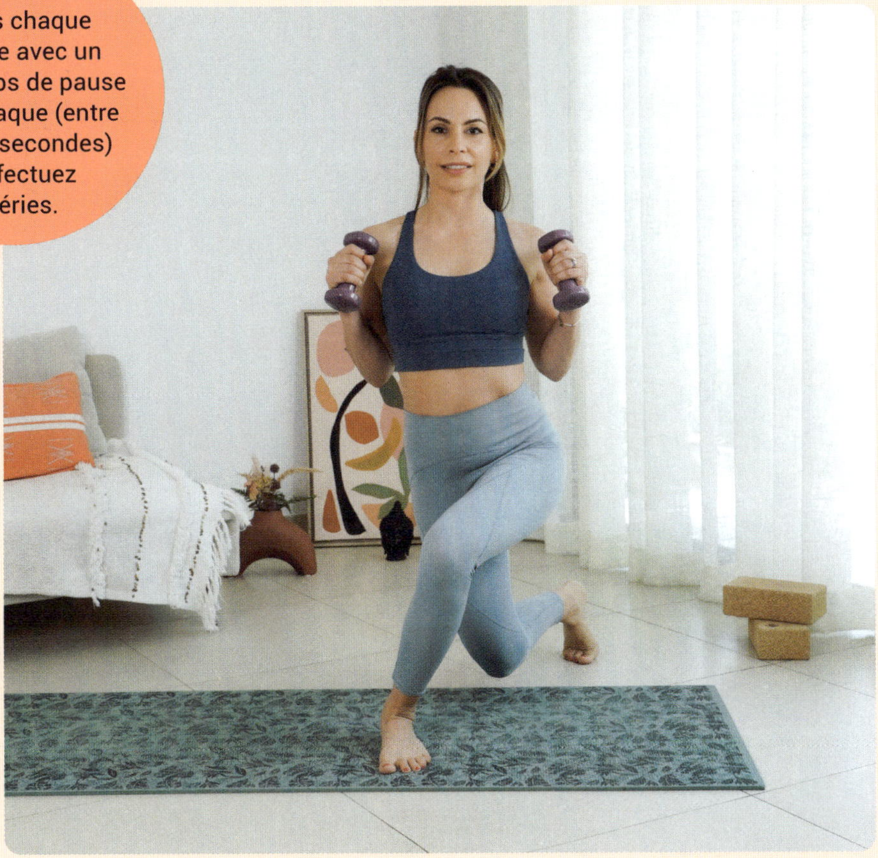

Curtsy lunge et biceps curl

➡ **Position de départ** : tenez-vous debout, haltères en main, bras le long du corps.

➡ **Mouvement** : reculez une jambe en diagonale derrière l'autre, en fléchissant les genoux pour effectuer une fente. Veillez à garder le bassin stable. En même temps, réalisez un biceps curl en ramenant les haltères vers vos épaules. Revenez à la position de départ.

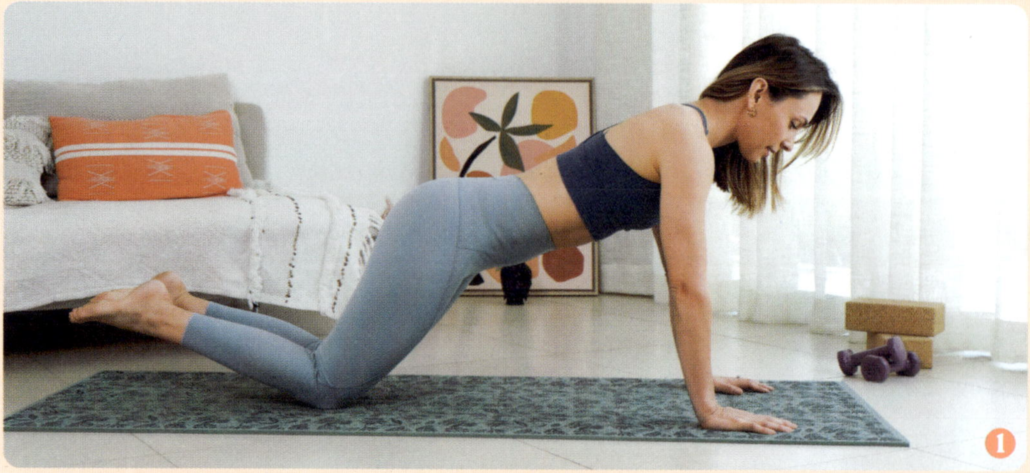

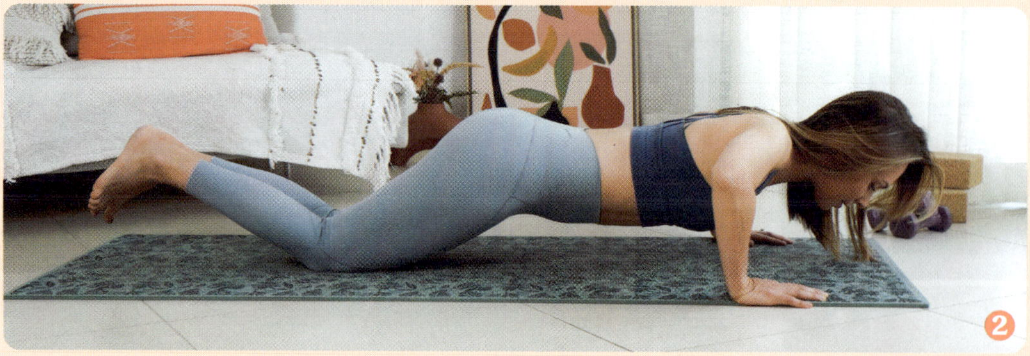

Pompe sur les genoux

➡ **Position de départ** : mettez-vous en position de demi-planche sur les genoux, mains placées plus larges que les épaules. Engagez votre sangle abdominale et gardez le dos droit ❶.

➡ **Mouvement** : fléchissez les coudes pour descendre votre poitrine vers le sol, en maintenant votre corps aligné ❷. Poussez ensuite sur les mains tout en expirant et en engageant votre sangle abdominale pour revenir à la position de départ.

Planche à superman

➡ **Position de départ** : placez-vous en position de planche sur les pieds 1 ou demi-planche sur les genoux, les mains sous les épaules, le corps en ligne droite, la sangle abdominale engagée.

➡ **Mouvement** : descendez progressivement sur le ventre en gardant vos coudes de chaque côté du corps. Une fois au sol, soulevez simultanément le torse, les bras et les jambes en engageant les muscles du dos, des fessiers et votre sangle abdominale 2. Ramenez vos mains sous vos épaules et poussez sur vos mains en expirant pour revenir en position de planche ou demi-planche.

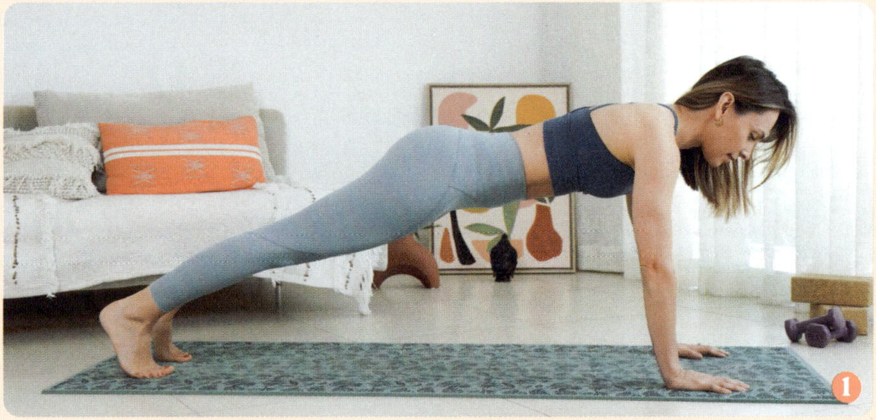

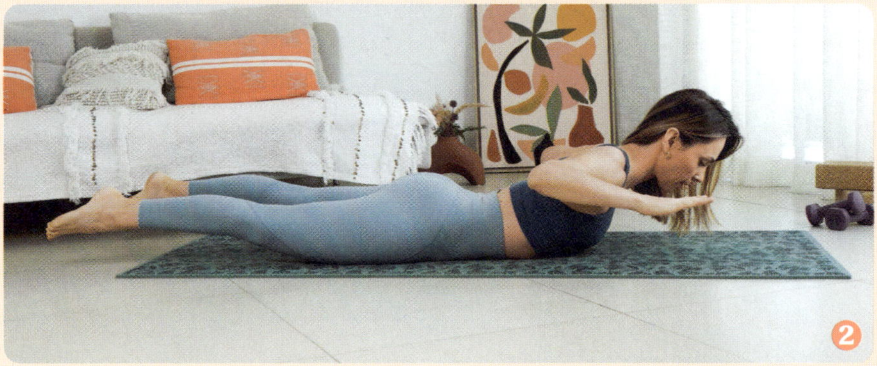

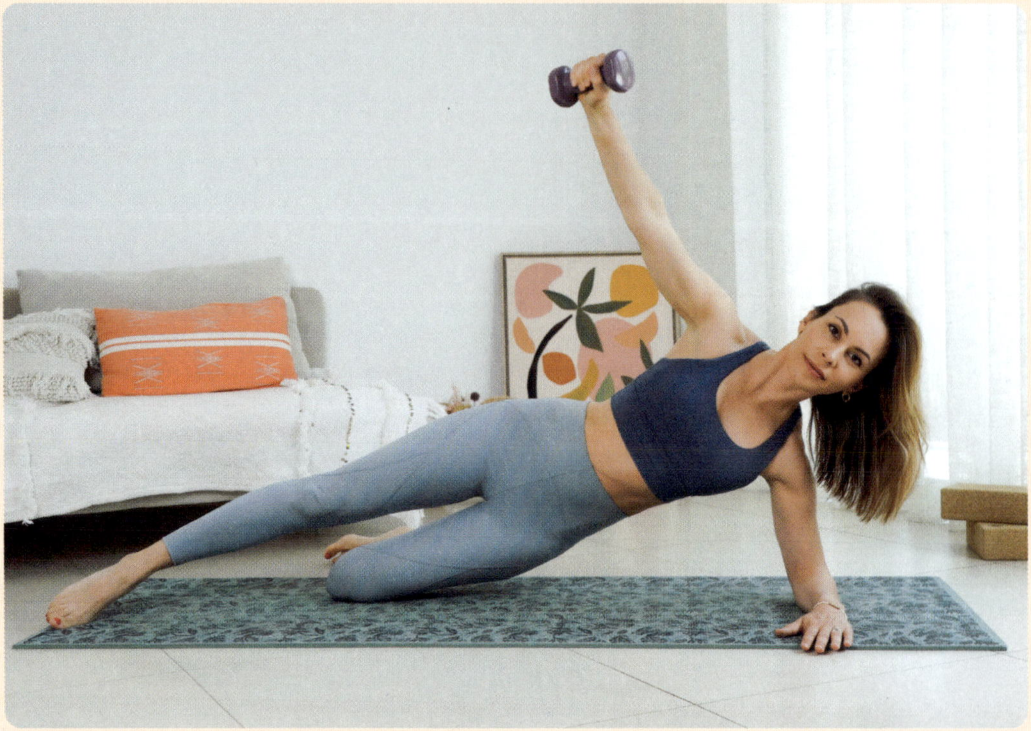

Gainage latéral et abduction

➡ **Position de départ** : mettez-vous en position de planche latérale sur un avant-bras, un des genoux au sol pour plus de stabilité et la jambe du dessus tendue, en tenant un haltère avec l'autre main devant vous. Le bras est tendu mais le coude déverrouillé.

➡ **Mouvement** : montez l'haltère au-dessus de vous en expirant et tout en gardant la stabilité de la planche latérale. N'oubliez pas aussi d'engager en même temps votre sangle abdominale. Redescendez l'haltère lentement en inspirant.

Half burpee

➡ **Position de départ** : commencez en position accroupie avec les mains posées au sol et les jambes repliées, de telle sorte que les pieds soient prêts à sauter en arrière ①.

➡ **Mouvement** : sautez en envoyant vos pieds en arrière pour vous retrouver en position de planche haute ②, puis ramenez-les rapidement vers l'avant pour revenir en position accroupie. Répétez le mouvement en maintenant une respiration régulière. Vous pouvez aussi réaliser ce mouvement sans impact, en reculant vos pieds l'un après l'autre sans saut et en effectuant le mouvement plus lentement.

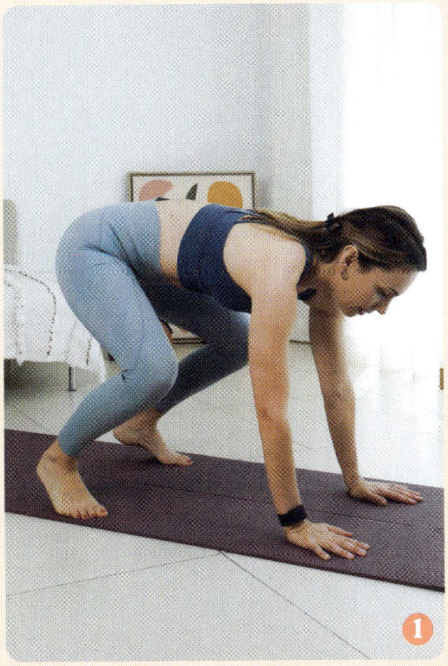

①

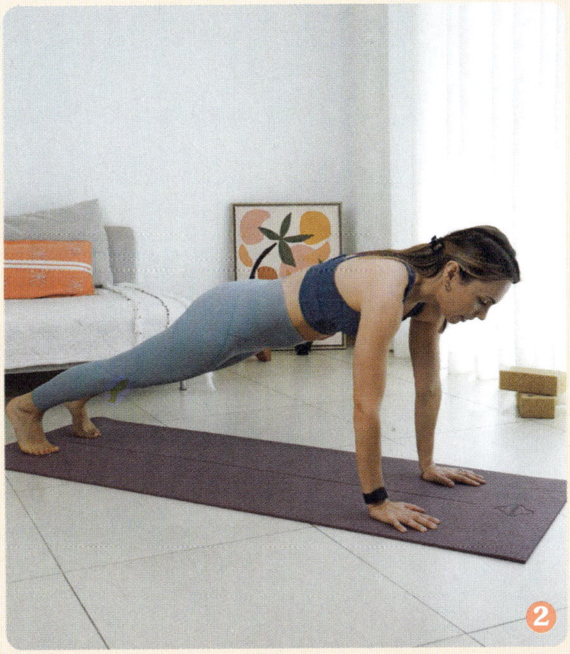

②

7e au 9e mois

HAUT du corps

Tirage

➡ **Position de départ** : debout, pieds écartés de la largeur du bassin, genoux légèrement fléchis et buste incliné vers l'avant, haltères en main, bras tendus vers le sol.

➡ **Mouvement** : ramenez les haltères vers votre buste en gardant les coudes près du corps jusqu'à rapprocher vos omoplates l'une vers l'autre, puis redescendez lentement les haltères. Répétez en contrôlant le mouvement et en gardant le dos droit ❶.

Snatch

➡ **Position de départ** : debout, pieds écartés de la largeur des hanches, posez un haltère entre les pieds, en gardant le dos droit et en ayant les genoux légèrement fléchis. Puis revenez en position debout.

➡ **Mouvement** : baissez-vous, le dos droit, les genoux légèrement fléchis pour saisir l'haltère avec une main, bras tendu ❷. Poussez ensuite sur vos talons en réalisant une extension rapide des hanches et des genoux pour générer de la puissance. En un mouvement fluide, redressez-vous en tirant le poids vers le haut jusqu'à l'épaule ❸, puis retournez rapidement le poignet pour emmener le poids au-dessus de la tête avec le bras tendu ❹. Stabilisez le corps en le gardant droit et la sangle abdominale engagée avant de redescendre le poids à la position de départ. Changez de côté.

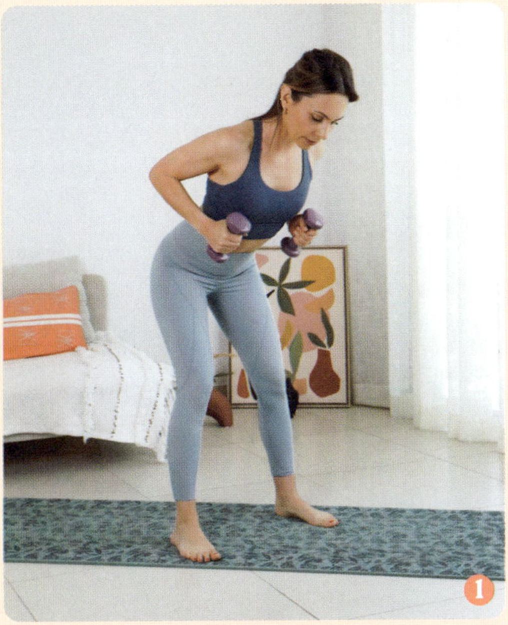
1

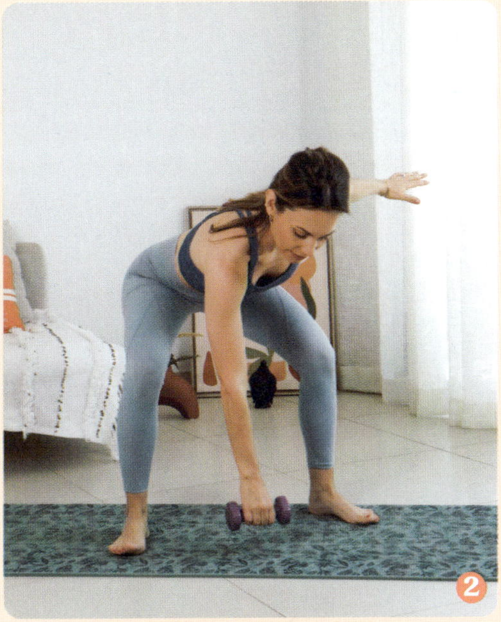
2

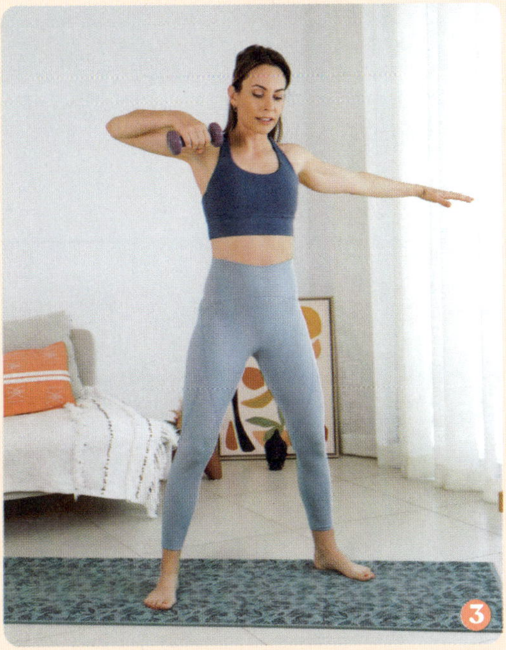
3

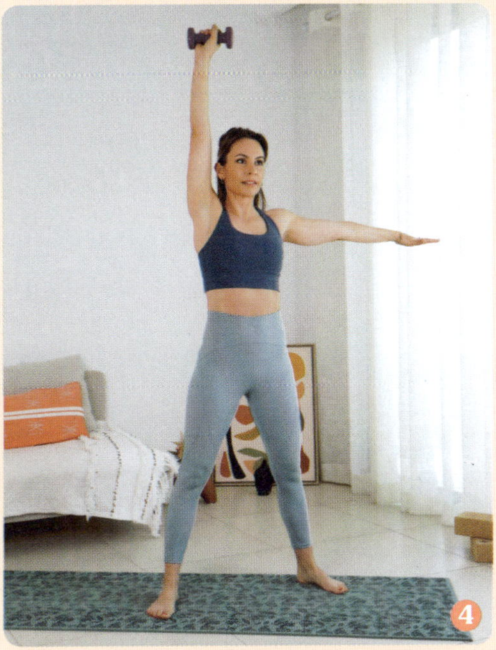
4

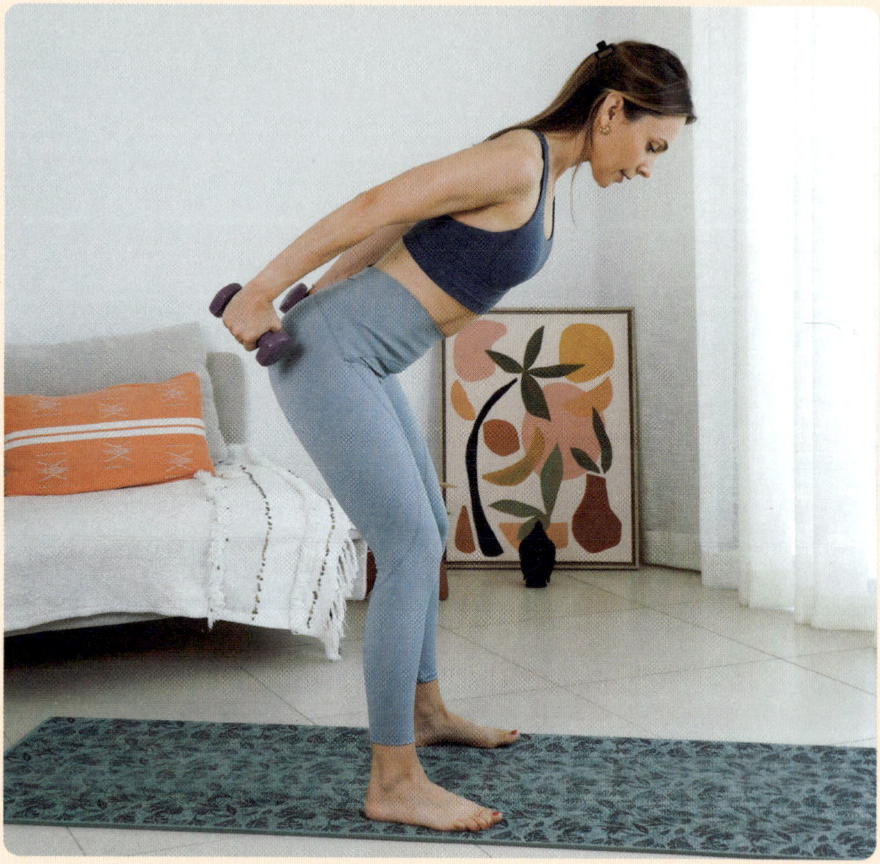

Extension triceps debout

➡ **Position de départ** : debout, pieds écartés de la largeur du bassin, penchez-vous légèrement vers l'avant, en gardant le dos droit. Les bras sont pliés à 90 °, coudes proches du buste, haltères en main.

➡ **Mouvement** : en gardant les coudes proches de votre buste, étendez les bras vers l'arrière jusqu'à ce qu'ils soient complètement tendus. Contractez les triceps en haut du mouvement. Ramenez les haltères à la position de départ en contrôlant le mouvement.

Planche militaire

➡ **Position de départ** : mettez-vous en position de planche haute sur les orteils ❶ ou en position de demi-planche sur les genoux (version moins difficile), poignets sous les épaules et corps bien aligné de la tête aux pieds.

➡ **Mouvement** : sans bouger le bassin, soulevez une main et touchez l'épaule opposée ❷, puis reposez la main au sol. Répétez avec l'autre main. Gardez les abdominaux engagés pour éviter que le bassin ne se balance.

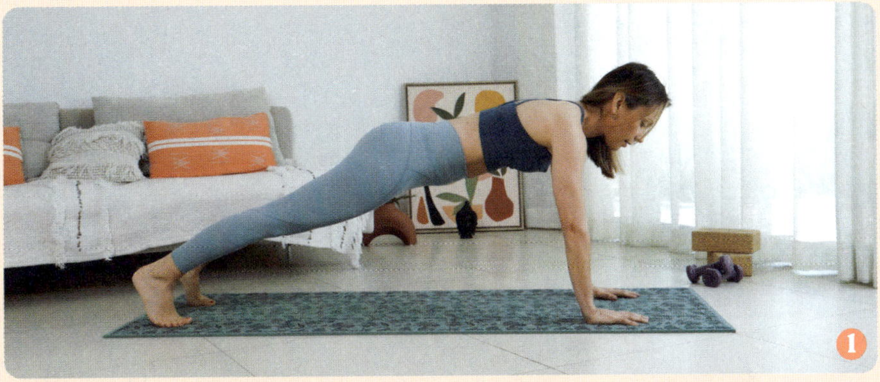

❶

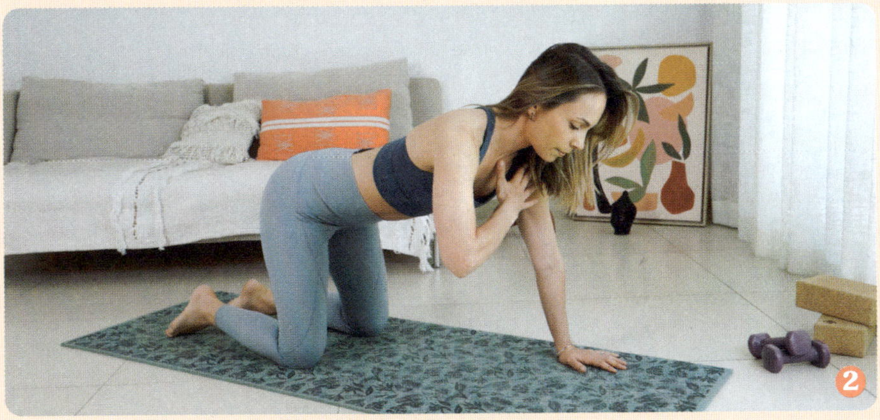

❷

Overhead press

➡ **Position de départ** : debout, pieds écartés de la largeur du bassin, haltères dans chaque main à hauteur des épaules, paumes tournées vers l'avant.

➡ **Mouvement** : poussez les haltères vers le haut jusqu'à ce que vos bras soient complètement tendus au-dessus de votre tête. Redescendez lentement les haltères à la position de départ, en gardant le contrôle du mouvement. Assurez-vous de maintenir le dos droit et la sangle abdominale engagée tout au long de l'exercice.

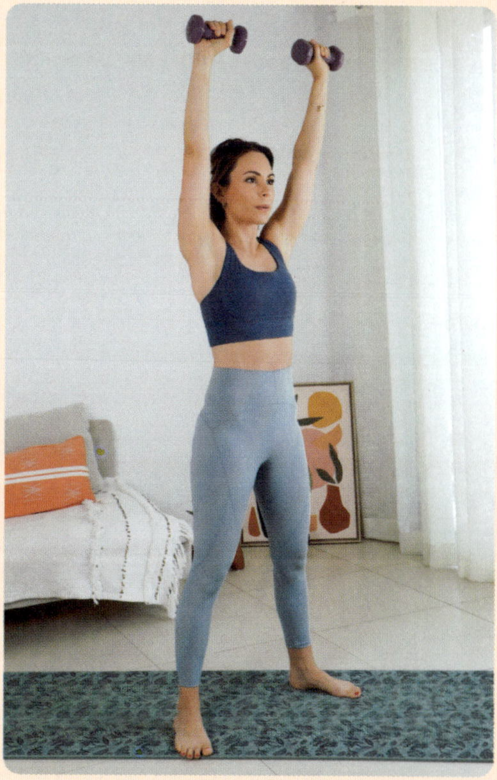

Flashez le QR code ci-contre
pour accéder aux vidéos thématiques

Sangle abdominale - 7e au 9e mois
Bas du corps - 7e au 9e mois
Entraînement avec la poussette
Entraînement avec le porte-bébé

SÉANCE SPÉCIALE après une césarienne

Respiration 360 ° allongée sur le côté

➡ **Position de départ** : allongée sur le côté, jambes pliées à 90 °. Placez un bras sous la tête pour la soutenir et l'autre main sur la cage thoracique.

➡ **Mouvement** : inspirez profondément en prenant le temps de sentir que la cage thoracique s'agrandit sur le côté. Expirez doucement par la bouche, en engageant le périnée et en activant légèrement la sangle abdominale.

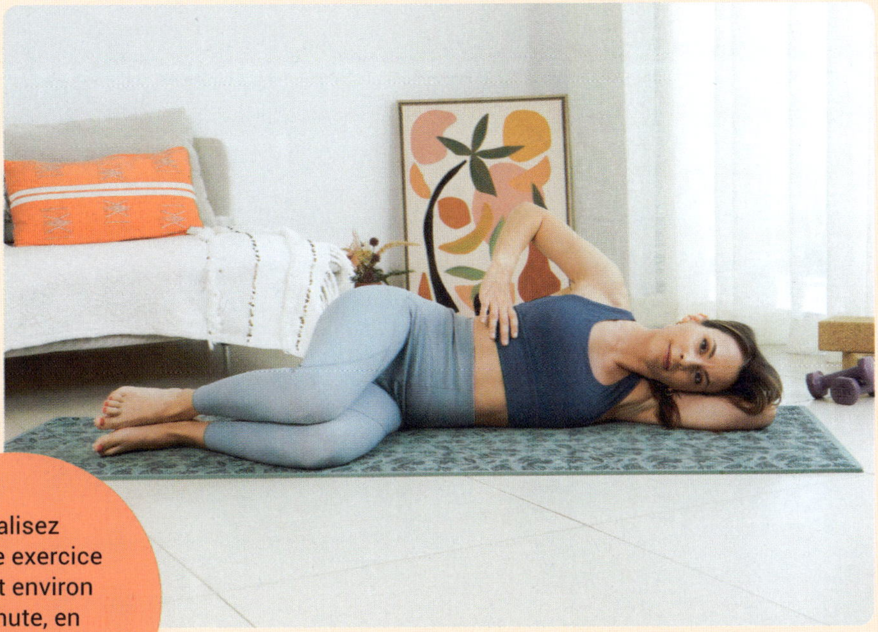

Réalisez chaque exercice durant environ 1 minute, en les répétant, selon vos besoins.

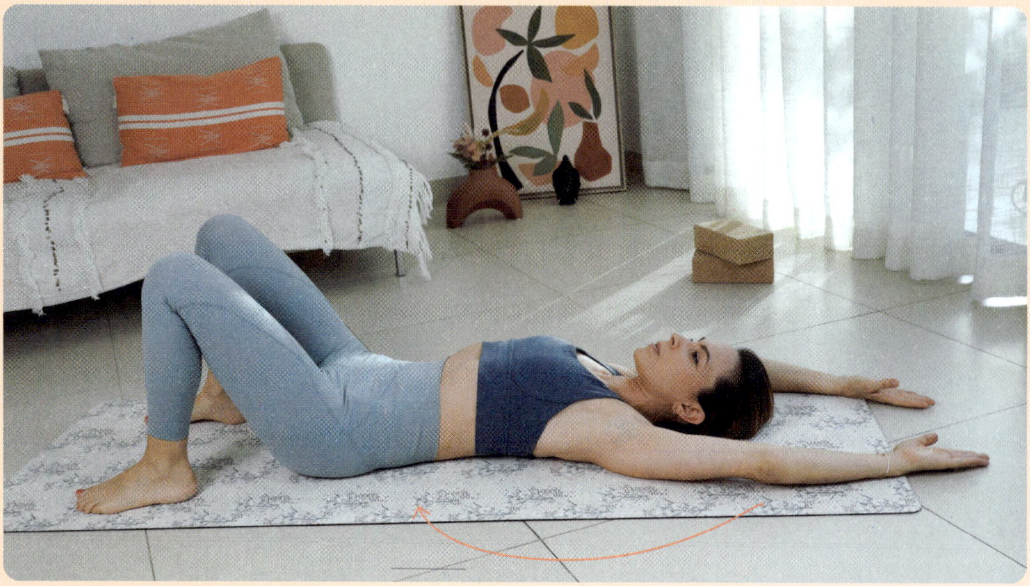

Overhead allongée

➡ **Position de départ** : allongée sur le dos, les jambes fléchies, les bras pliés à 45 ° et les coudes contre le buste, les paumes vers le plafond. Maintenez une connexion légère de la sangle abdominale pour éviter que la cage thoracique ne se soulève et le bas du dos ne se creuse.

➡ **Mouvement** : en expirant, montez les bras au-dessus de la tête, en les gardant en contact avec le sol (en les glissant sur les côtés). En faisant ce mouvement, concentrez-vous sur l'engagement de la sangle abdominale, en gardant bien la cage thoracique basse. Inspirez en ramenant les bras à la position de départ, avec les coudes le long du buste.

Papillon lent

➡ **Position de départ** : allongée sur le dos, jambes pliées à 45 °, gardez une connexion légère entre la cage thoracique et la sangle abdominale pour éviter de creuser le dos. Les mains sont posées sur le ventre pour vous aider à ressentir l'engagement de la sangle abdominale.

➡ **Mouvement** : en expirant, abaissez doucement un genou vers le sol, tout en engageant votre transverse et en maintenant le bas du dos au contact du sol. Inspirez en gardant la position, puis expirez à nouveau pour ramener le genou à la position de départ, toujours en maintenant un bon engagement de la sangle abdominale. Répétez le mouvement avec l'autre genou.

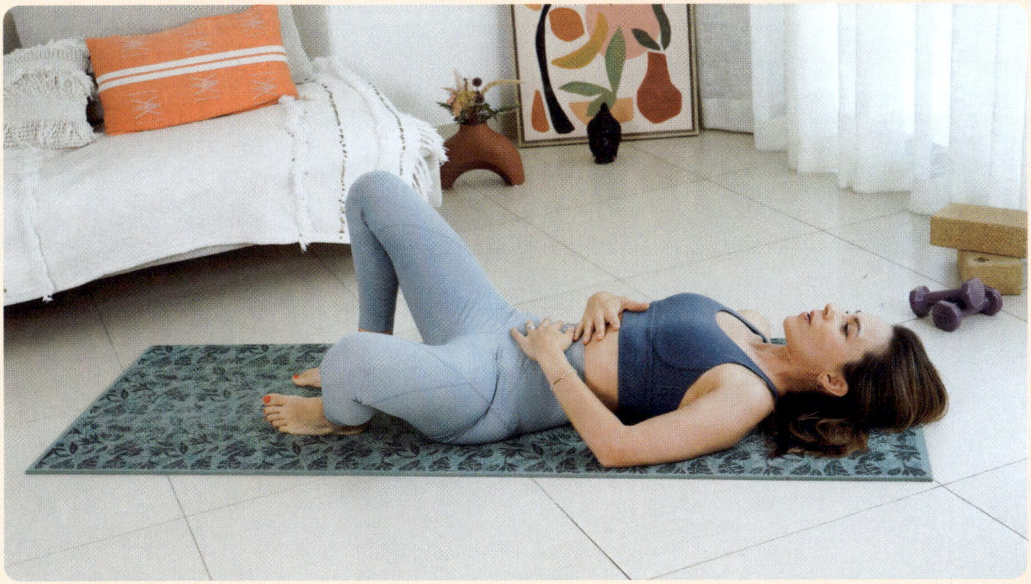

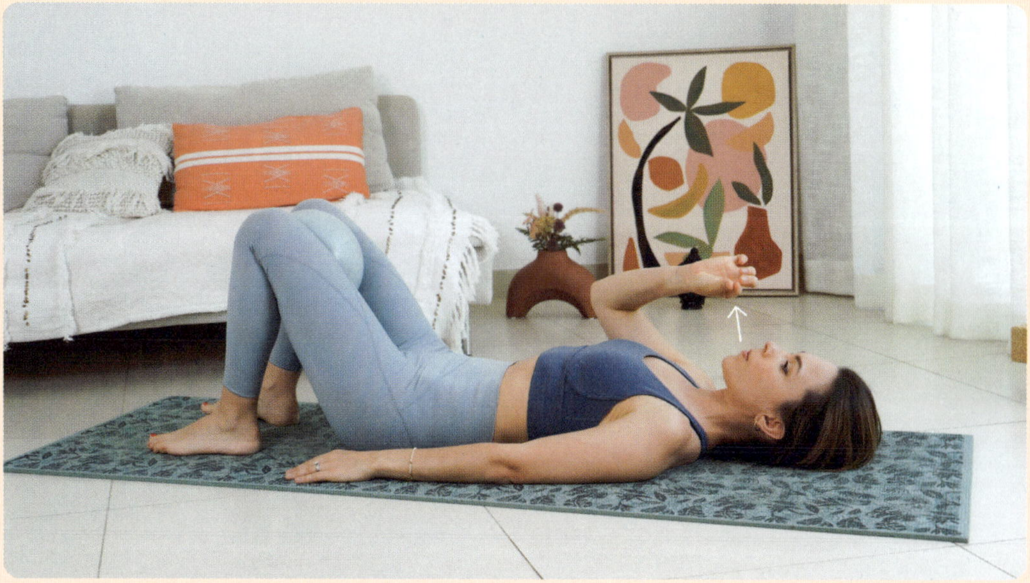

Presse expire allongée

➡ **Position de départ** : allongée sur le dos, jambes pliées, placez une balle de Pilates ou un coussin entre les genoux. Les bras sont le long du corps, la cage thoracique est connectée à la sangle abdominale pour éviter de creuser le dos.

➡ **Mouvement** : inspirez profondément par le nez. Sur l'expiration, pressez doucement la balle entre les genoux tout en engageant le périnée et en activant la sangle abdominale. Inspirez à nouveau et relâchez la pression sur le ballon et l'engagement du transverse et du périnée. Sur l'expiration, pressez à nouveau doucement la balle entre les genoux tout en engageant le périnée et en activant la sangle abdominale.

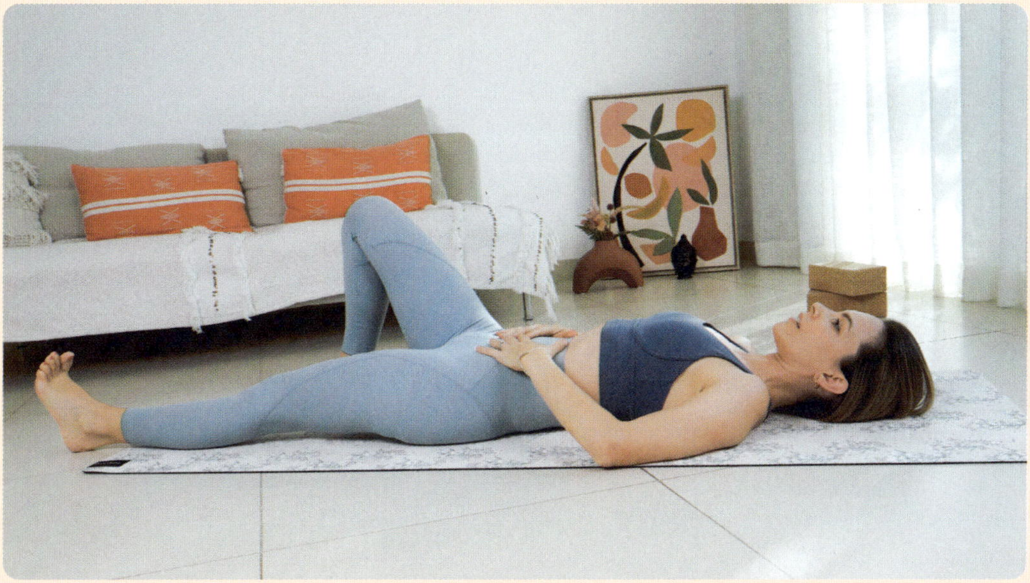

Extension jambe, option facile

➡ **Position de départ** : allongée sur le dos, les jambes fléchies. Placez vos mains sur votre abdomen pour vous concentrer sur l'engagement de votre sangle abdominale. Maintenez une connexion entre la cage thoracique et la sangle abdominale pour éviter de creuser le dos.

➡ **Mouvement** : inspirez profondément. Sur l'expiration, faites glisser un talon pour tendre la jambe, tout en abaissant lentement celle-ci. Engagez bien la sangle abdominale pendant tout le mouvement. Une fois la jambe tendue au sol et en ayant le pied flex, inspirez. Sur la prochaine expiration, faites glisser votre talon pour revenir à la position initiale, tout en maintenant l'activation de la sangle abdominale. Faites de même avec l'autre jambe.

Extension jambe, option plus difficile

➡ **Position de départ** : allongée sur le dos, les jambes fléchies à 45 °. Les mains sont posées sur votre abdomen pour vous aider à sentir l'engagement de votre sangle abdominale. Maintenez une connexion entre la cage thoracique et la sangle abdominale pour éviter de creuser le dos.

➡ **Mouvement** : inspirez profondément. Sur l'expiration, montez le genou jusqu'à ce que la jambe atteigne un angle de 90 °, en ayant le pied flex, afin d'optimiser l'activation musculaire de la sangle abdominale et de mieux stabiliser le bassin. Engagez la sangle abdominale et le périnée pendant le mouvement. Inspirez pour stabiliser, puis expirez en redescendant la jambe en position de départ, tout en maintenant l'activation de la sangle abdominale.

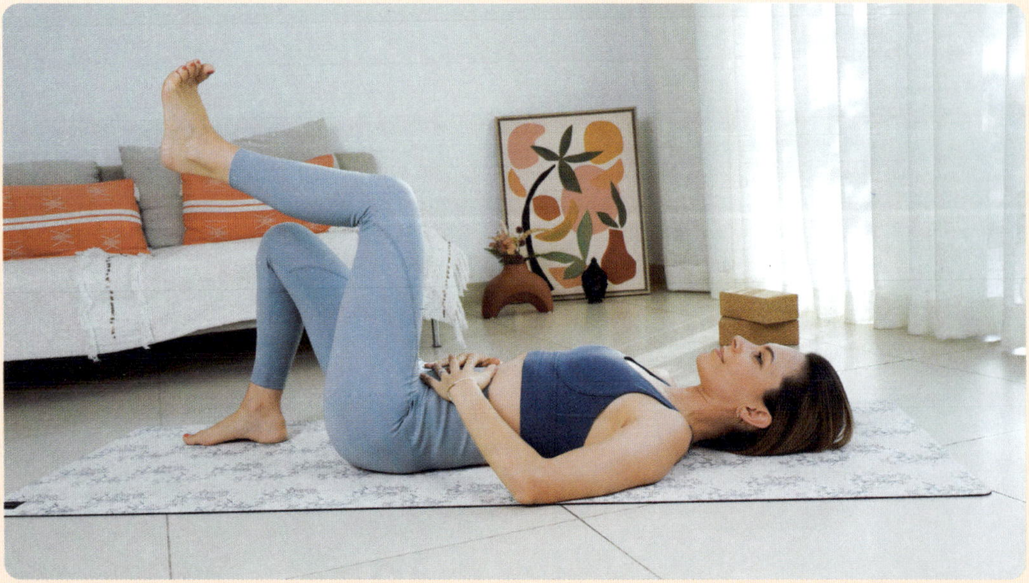

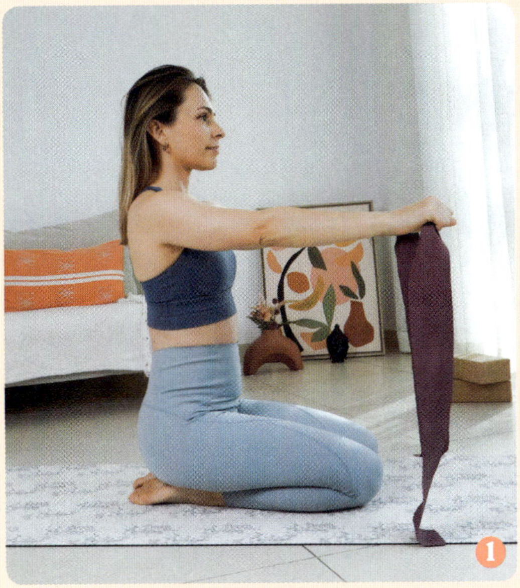

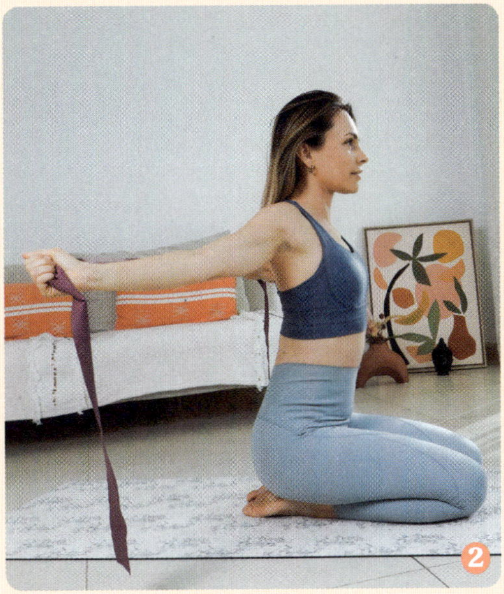

Ouverture des épaules et du torse

➡ **Position de départ** : à genoux, assise sur vos talons, tenez une bande élastique avec les mains devant vous, à hauteur des épaules. Les bras sont tendus et les épaules relâchées vers le bas (1).

➡ **Mouvement** : sur l'inspiration, emmenez la bande élastique vers l'arrière tout en gardant les bras tendus et en veillant à ce que les épaules restent basses (2). Sur l'expiration, revenez en position de départ en ramenant la bande élastique devant vous à la hauteur des épaules.

Extension de la cage thoracique

➡ **Position de départ** : à genoux, placez une jambe devant vous pliée à 90 °. Maintenez l'autre genou au sol.

➡ **Mouvement** : penchez doucement votre buste vers le côté de la jambe avant, en sentant l'étirement au niveau de la cage thoracique. Inspirez profondément, en ouvrant et en détendant votre flanc. Sur l'expiration, revenez en position de départ tout en engageant légèrement les muscles du tronc. Ajustez l'inclinaison selon votre ressenti, notamment si cela tire au niveau de la cicatrice, en veillant à respecter vos limites. Répétez de l'autre côté.

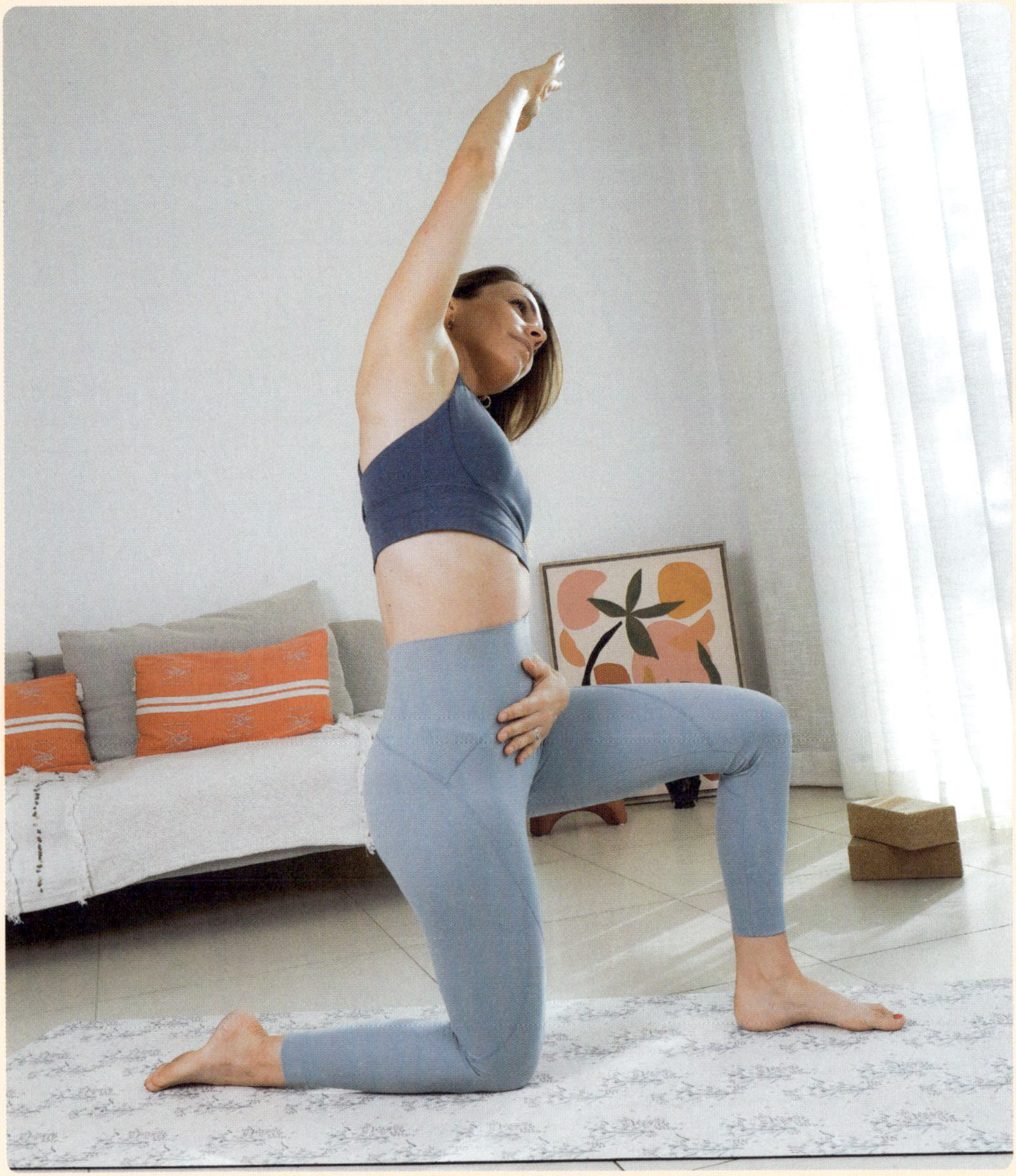

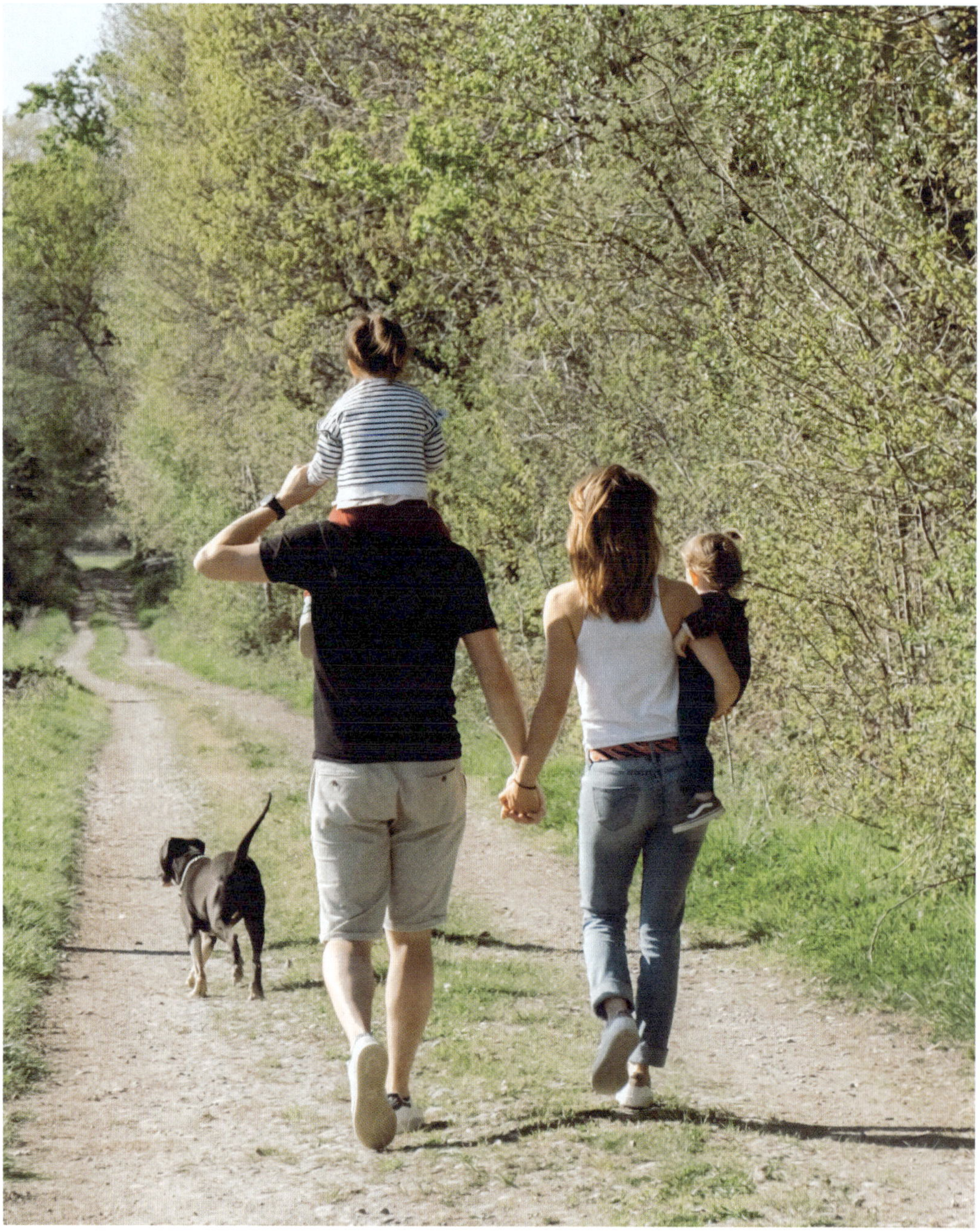

CONCLUSION

Vous voilà arrivée à la fin de ce livre et peut-être à la fin d'un chapitre de votre parcours sportif pendant la grossesse et le post-partum. Mais ce voyage sportif se poursuit. Aujourd'hui, plus que jamais, il est essentiel de continuer à intégrer l'activité physique dans votre quotidien de Femme et de Maman. Votre emploi du temps est chargé, et je sais à quel point il est parfois difficile de s'accorder du temps sans culpabilité. Pourtant, rappelez-vous qu'en prenant soin de vous, vous prenez aussi soin indirectement de votre famille.

Des séances courtes et régulières vont vous aider à rester en forme, à mieux gérer le stress et à vous sentir davantage disponible pour ceux qui comptent pour vous. Priorisez-vous, même si cela signifie voler quelques minutes pour vous ici et là. Ce n'est pas un luxe, c'est une nécessité. En faisant attention à votre santé et en cultivant votre bien-être, vous devenez une femme et une maman plus fortes, plus sereines et plus épanouies.

Merci de m'avoir permis de partager ce chemin avec vous. Continuez à avancer, à votre rythme, et souvenez-vous, encore une fois, que vous méritez ce temps pour vous.

Mise en garde

Malgré tout le soin apporté à la rédaction de cet ouvrage, une erreur aura pu s'y glisser.

L'autrice et l'éditeur déclinent toute responsabilité concernant la mise en œuvre des propos présentés. Ce livre ne saurait remplacer un·e médecin, ni se substituer à un traitement médical. L'autrice et l'éditeur ne sauraient être tenu·es pour responsables des conséquences qui découleraient de l'utilisation du présent ouvrage ni, bien sûr, en cas d'interprétation erronée.

Crédits

Toutes les photos ont été réalisées par © **@Picbysahra**
Excepté : p. 13, p. 41, p. 52, p. 134, p. 141, p. 143 et p. 147 **© Shutterstock** ; p. 214, **© Studio DSTN** / https://studiodstn.com/
Couverture : photos en haut et en bas à gauche, © **Ludivine Lacourt** ; photo en haut à droite, © **Sarah Bourdiec - Instantanées** ; photo en bas à droite et au dos, © **@Picbysahra**.
Tous les dessins ont été réalisés par © **Claire Morel Fatio**

Direction de la publication : Isabelle Jeuge-Maynart et Ghislaine Stora
Direction éditoriale : Émilie Franc et Julie Martin
Édition : Laure Sérullaz
Relecture-correction : Anne-Claire Letki
Direction artistique : Géraldine Lamy
Couverture : Claire Simonet
Conception graphique et mise en page : Claire Morel Fatio
Fabrication : Marina Dartigues Plum

ISBN : 978-2-03-605396-0
livres-larousse@larousse.fr

Imprimé en Espagne par MACROLIBROS SL
Dépôt légal : janvier 2025
334087 /01 – 11053126 – décembre 2024